老年营养与膳食指导

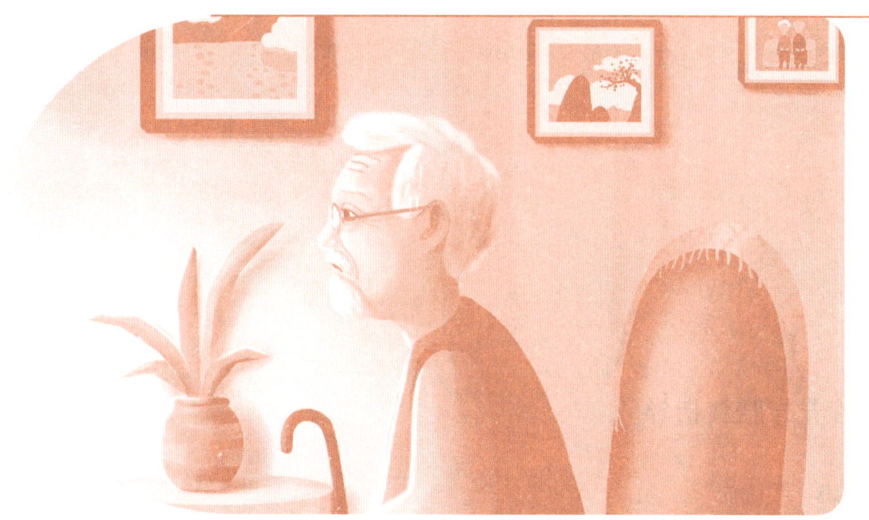

刘青鹤　缪瑜翔　主编

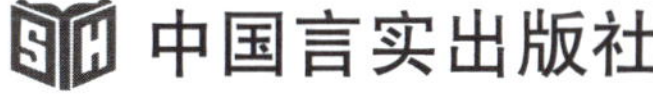

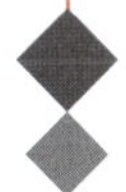

图书在版编目（CIP）数据

老年营养与膳食指导 / 刘青鹤，缪瑜翔主编. 北京 : 中国言实出版社，2025. 1. -- ISBN 978-7-5171-5033-6

Ⅰ. R153.3

中国国家版本馆CIP数据核字第20250CE833号

老年营养与膳食指导

责任编辑：张国旗
责任校对：宫媛媛

出版发行：中国言实出版社

地　址：北京市朝阳区北苑路180号加利大厦5号楼105室
邮　编：100101
编辑部：北京市海淀区花园北路35号院9号楼302室
邮　编：100083
电　话：010-64924853（总编室）　010-64924716（发行部）
网　址：www.zgyscbs.cn　电子邮箱：zgyscbs@263.net

经　销：新华书店
印　刷：三河市祥达印刷包装有限公司
版　次：2025年1月第1版　2025年1月第1次印刷
规　格：787毫米×1092毫米　1/16　10印张
字　数：186千字

定　价：38.00元
书　号：ISBN 978-7-5171-5033-6

本书编委会

主　审　胡萍华

主　编　刘青鹤　缪瑜翔

副主编　徐鹏云　冯彦娟　刘　琳

　　　　蒋梅玲　郑金国　徐　萍

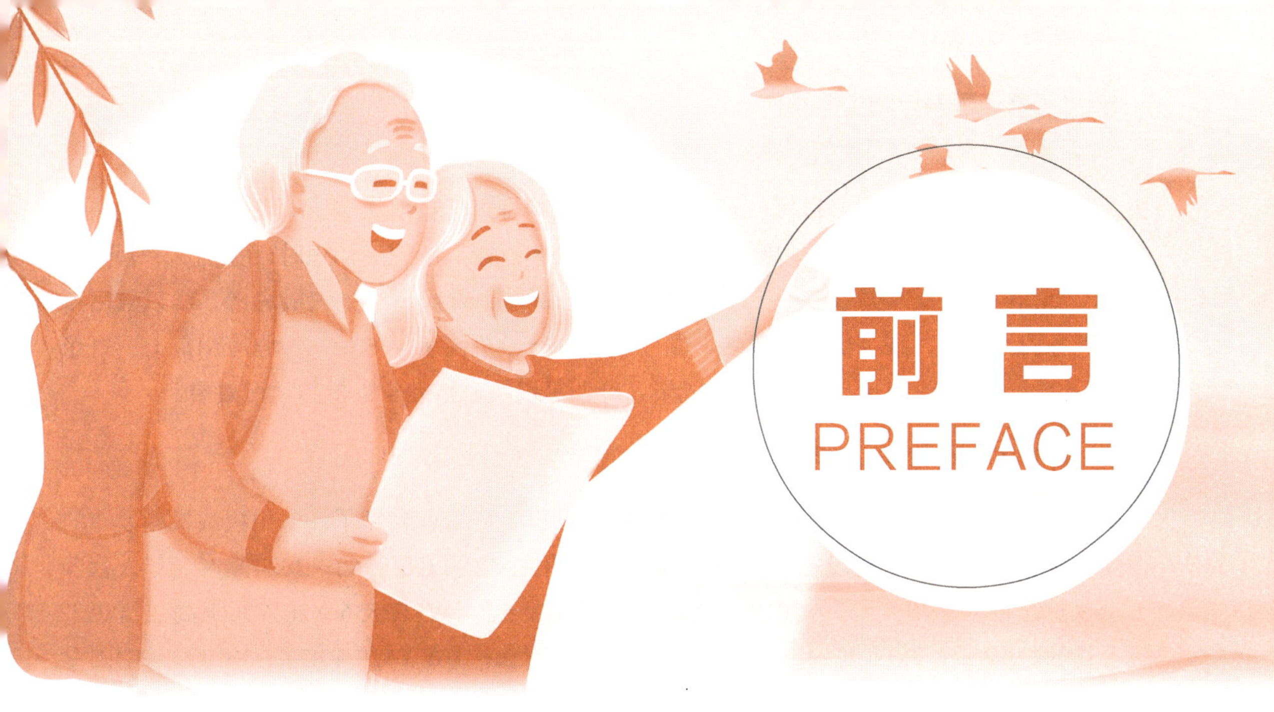

前言

随着我国人口老龄化进程的加快，老年人的健康问题已成为社会关注的焦点。在影响老年人健康的众多因素中，膳食是其中一个重要方面。合理膳食不仅有助于老年人获得充足的营养，保持身体健康，还能显著提升其生活质量。

为了帮助学生深入理解老年人在营养与膳食方面面临的问题，使其在未来的职业生涯中为老年群体提供专业的营养与膳食指导，编者在搜集、分析大量最新资料的基础上，结合多年教学经验，精心编写了本书。

具体而言，本书具有以下特色。

1 德育先行，润物无声

本书积极践行职业教育“立德树人，德技并修”的育人理念，在每个项目前设置了“素质目标”，对学生应具备何种职业素质提出了明确要求，并在正文中设置了“孝亲敬老”“健康中国”模块，融入孝老、敬老、尊老、爱老等方面的内容，帮助学生树立正确的价值观，培养学生的人文关怀精神，从而实现全员全过程全方位育人。

2 校企合作，职业引领

为了突出本书的实用性和适用性，编者在编写本书时，不仅与多所学校相关专业教师就本书的内容、结构等进行了沟通，还走访了多家养老机构，咨询了养老护理员在老年人营养与膳食保健工作中遇到的常见问题和处理方法，并将其有机融入本书，以使本书更加贴合实际，为学生将来走上养老服务行业工作岗位奠定良好的基础。

3 体例新颖，有趣实用

本书采用项目任务式结构编写，根据老年营养与膳食保健的相关知识点设置项目和任务，体例新颖，条理清晰。具体来说，每个项目前设置了“项目引言”“知识目标”等模块，可以帮助学生明确学习目标，有针对性地学习；每个任务前设置了“情境导入”模块，通过具体情境引出理论知识，以激发学生的学习兴趣；在讲解理论知识时，穿插了“营养小贴士”“营养补给站”“同步案例”“课堂活动”等模块，以促进学生积极思考、学以致用；每个任务后设置了“任务实施”模块，帮助学生进一步巩固所学知识，增强应用能力；每个项目后设置了“学习成果自测”“学习成果评价”等模块，帮助学生检测学习效果。

4 内容可靠，来源权威

为保证本书内容的科学性和准确性，在编写过程中，编者参考了许多由权威机构发布的相关文件，如《食品安全国家标准 食品添加剂使用标准》(GB 2760—2024)、《老年人营养不良风险评估》(WS/T 552—2017)、《老年人膳食指导》(WS/T 556—2017)、《高血压患者膳食指导》(WS/T 430—2013)、《成人糖尿病患者膳食指导》(WS/T 429—2013)、《中国食物成分表（标准版 第 6 版)》、《公共营养师（三级)》等。

5 平台支撑，资源丰富

本书有丰富的配套数字资源，读者既可以借助手机或其他移动设备扫描书中的二维码观看微课视频，也可以登录文旌综合教育平台“文旌课堂”查看和下载本书配套资源，如优质课件、教案、“学习成果自测”答案等。读者在阅读过程中如有疑问，可以登录该平台寻求帮助。

此外，本书还提供了在线题库，支持“教学作业，一键发布”，教师可通过“文旌课堂”App 进行选题、一键发布、智能批改，并查看学生的作业分析报告，从而提高教学效率、提升教学体验。学生可在线完成作业，巩固所学知识，提高学习效率。

本书由刘青鹤、缪瑜翔担任主编，徐鹏云、冯彦娟、刘琳、蒋梅玲、郑金国、徐萍担任副主编，胡萍华担任主审。由于编者水平有限，书中如若存在疏漏和不妥之处，诚请广大读者批评指正。

特别说明：

（1）编者在编写本书的过程中，参考了大量资料并引用了部分文章和图片。引用的这些资料大部分已获授权，但由于部分资料来自网络，我们暂时无法联系到原作者。对此，我们深表歉意，并欢迎原作者随时与我们联系，我们将按规定支付稿酬。

（2）本书没有注明资料来源的案例均为编者原创或根据真实事件改编。

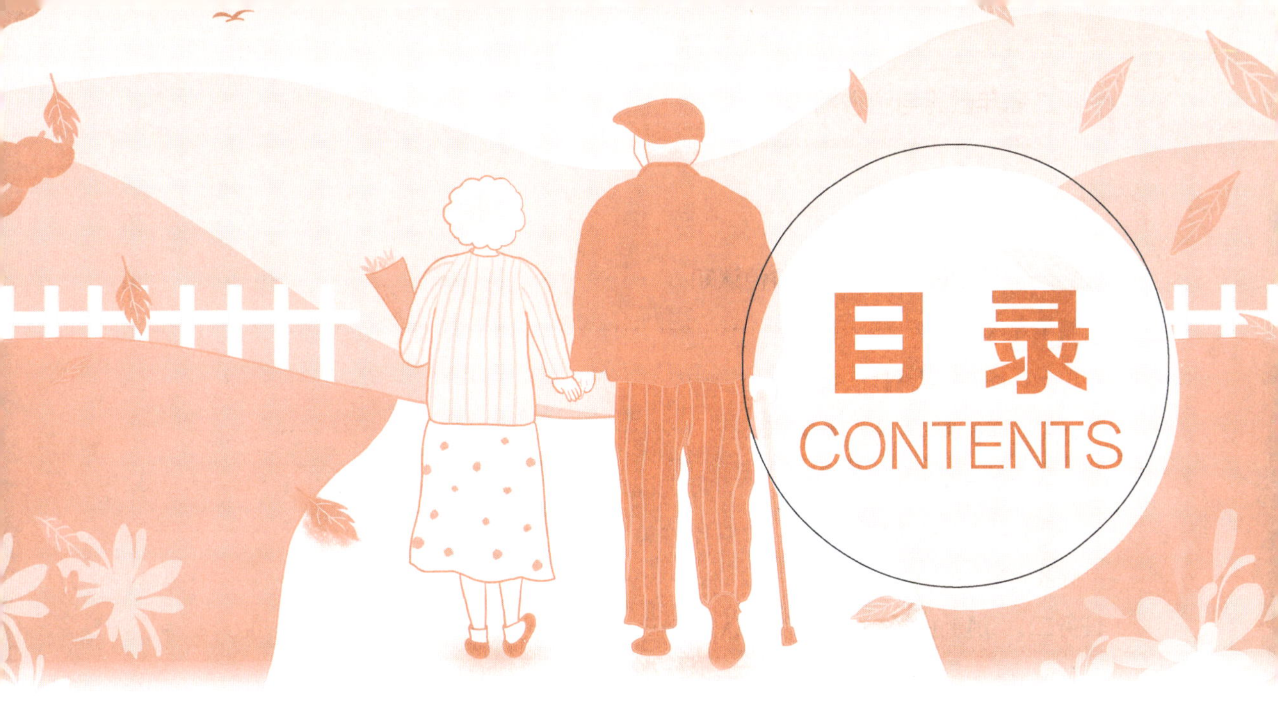
目录
CONTENTS

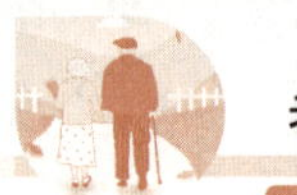

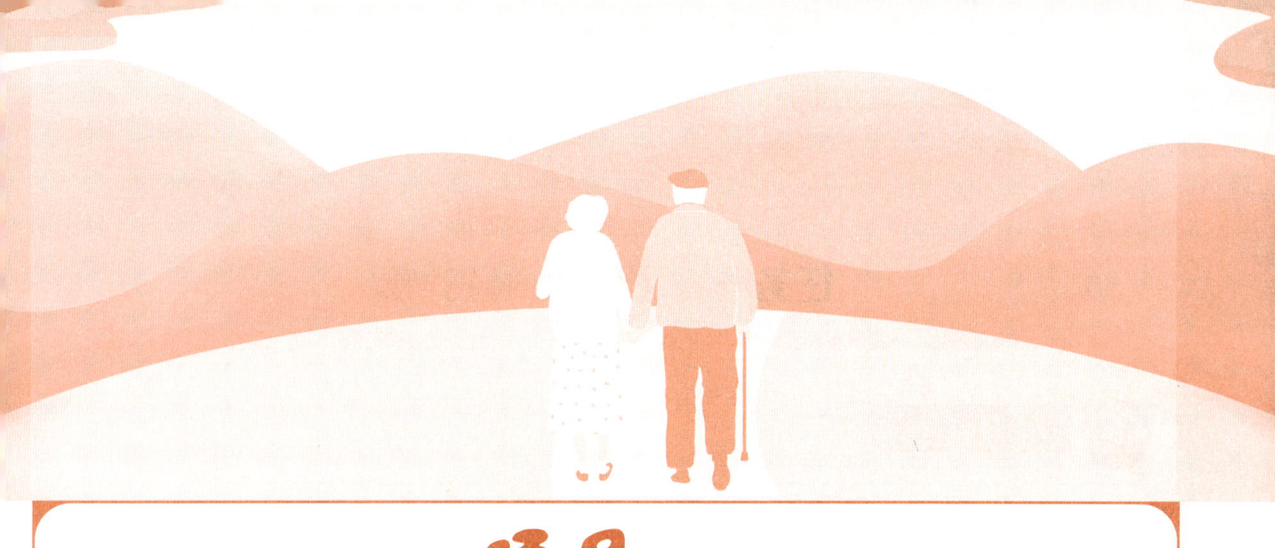

项目一
营养素认知

项目引言

营养素指能被人体消化、吸收和代谢，用以供给能量，构成和修补身体组织及调节生理功能的物质，包括蛋白质、脂类、碳水化合物、维生素、矿物质、水等。这些营养素在人体内的作用各不相同，缺一不可。本项目主要介绍六大营养素的基础知识，以及营养素的变化和保护。

知识目标

- 了解蛋白质、脂类、碳水化合物、维生素、矿物质的分类、生理功能和食物来源。
- 了解水的生理功能和摄入来源。
- 理解储藏、加工、烹调对营养素的影响。
- 熟悉营养素的保护方法。

素质目标

- 增强营养健康意识，树立科学饮食理念，做合理膳食的倡导者和践行者。
- 提高老年营养健康服务能力，培养为老年人提供营养膳食指导和咨询服务的耐心与工作使命感。

任务一 了解六大营养素

情境导入

在某养老中心，养老护理员李红发现最近一段时间张大爷每餐除了食用少量米饭和青菜外，几乎不吃别的东西，进食时间也越来越长，而且张大爷最近也不出门散步了，身体状态一天比一天差。李红便通知医生帮张大爷检查身体。经过检查，医生发现张大爷的身体没有什么大毛病，就是营养不均衡导致没胃口、浑身乏力。为了帮助张大爷恢复健康，医生建议李红督促张大爷调整饮食。

思考：

（1）通过分析张大爷的饮食情况，你认为张大爷容易缺乏哪些营养素？

（2）为了保证张大爷营养均衡，李红应该如何帮助张大爷调整饮食？

一、蛋白质

蛋白质是以氨基酸为单位的一类重要的生物大分子，是食物营养的重要成分。

（一）蛋白质的分类

根据营养价值的不同，蛋白质可分为完全蛋白质、半完全蛋白质和不完全蛋白质，具体如表 1-1 所示。

表 1-1 蛋白质的分类

种类	营养价值	特点
完全蛋白质	所含必需氨基酸种类齐全、数量充足、比例适当，营养价值高	能维持生命，促进生长发育
半完全蛋白质	所含必需氨基酸种类齐全，但有的数量不足或比例不适当，营养价值适中	能维持生命，但不能促进生长发育
不完全蛋白质	所含必需氨基酸种类不全，营养价值较低	既不能维持生命，也不能促进生长发育

营养小贴士

必需氨基酸指人体自身不能合成或合成速度与数量不能满足人体需要，必须从食物中摄取的氨基酸，包括异亮氨酸、亮氨酸、赖氨酸、甲硫氨酸、苯丙氨酸、苏氨酸、色氨酸、缬氨酸等。

（二）蛋白质的生理功能

蛋白质约占人体体重的16%～20%，主要生理功能如下。

（1）调节人体机能。例如，血液中的血红蛋白可运输氧气，血浆中的抗体可保护人体免受外来微生物及其他有害物质的侵害，消化系统中的脂肪酶、淀粉酶等消化酶可加速脂肪、碳水化合物等的代谢，皮肤中的胶原蛋白可使皮肤保持水润状态，等等。

（2）提供能量。蛋白质是人体能量的重要来源之一。一般情况下，蛋白质提供的能量仅占膳食总能量的10%～15%，但当人体摄入的碳水化合物、脂肪不足时，蛋白质可被分解，产生更多能量，以供人体所需。

（三）蛋白质的食物来源

蛋白质的食物来源可分为动物性食物（见图1-1）和植物性食物。动物性食物包括肉类、蛋类、奶类等，其所含蛋白质的必需氨基酸种类齐全、数量充足，符合人体需求，属于优质蛋白质。植物性食物包括谷类、豆类、坚果、蔬菜、水果等，其所含蛋白质的吸收利用率、营养价值整体低于动物性蛋白质。但豆类中所含的蛋白质吸收利用率较高且所含必需氨基酸的比例比较适当，在营养价值上与动物性蛋白质相差不多。

不同食物中的蛋白质营养价值一样吗

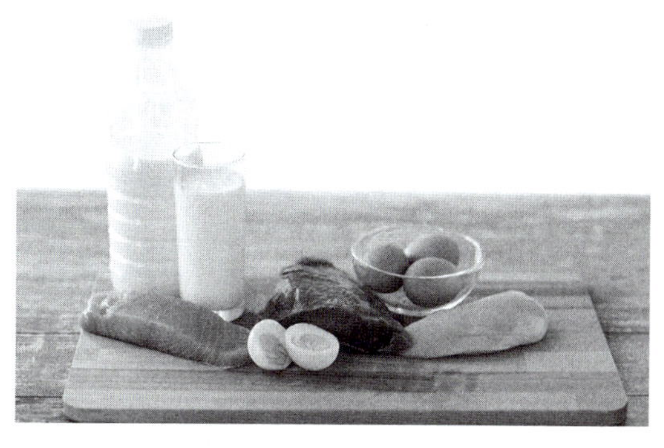

图1-1　动物性食物

老年人每天应摄入适量的优质蛋白质，以满足正常生活和维持身体健康的需要。常见食物中蛋白质的含量如表 1-2 所示。

表 1-2　常见食物中蛋白质的含量（以每 100 g 可食部计）

类别	食物名称	蛋白质含量/g	类别	食物名称	蛋白质含量/g
动物性食物	猪肉（瘦）	20.3	植物性食物	小麦粉	12.4
	猪皮	27.4		油面筋	26.9
	牛小腿肉	23		挂面	11.4
	牛里脊肉	22.3		小米	9
	酱牛肉	31.4		香米	12.7
	羊肉（熟）	23.2		薏米	12.8
	鸡胸肉	24.6		黄豆	35
	鸡爪	23.9		腐竹	44.6
	纯牛奶（全脂）	3.3		豆腐丝（干）	57.7
	酸奶	3.2		豆腐皮	51.6
	中老年配方奶粉	21.8		红小豆	20.2
	奶豆腐（脱脂）	53.7		蚕豆（去皮）	25.4
	土鸡蛋	14.4		毛豆（鲜）	13.1
	皮蛋	14.2		黄豆芽	4.5
	虾仁	20.8		茶树菇（干）	23.1
	虾皮	30.7		紫菜（干）	26.7
	蟹黄	24		核桃（干）	14.9
	草鱼	16.6		花生仁（生）	24.8
	鲢鱼	17.8		杏仁	22.5

营养小贴士

可食部通常指食物中去除了不可食用或不适宜食用的部分（如骨头、皮、壳、籽等）后剩余的部分。本书中所指营养素的含量均按每 100 g 可食部计。

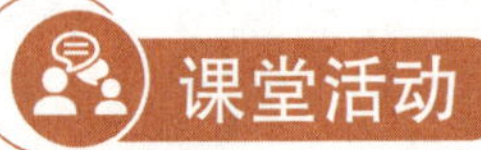

课堂活动

讨论：你经常吃哪些食物补充每日所需的蛋白质？

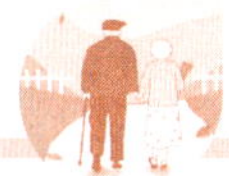

二、脂类

脂类是由脂肪酸与醇作用脱水缩合生成的酯及其衍生物的统称，一般不溶于水，易溶于有机溶剂。

（一）脂类的分类

脂类包括脂肪、磷脂、类固醇等。

脂肪指由甘油与脂肪酸构成的酯，是人体重要的产能营养素和储能物质。脂肪酸分为饱和脂肪酸和不饱和脂肪酸。通常情况下，脂肪中不饱和脂肪酸含量越高，其营养价值越高。

磷脂指含有磷酸的脂类，是细胞膜的重要组成部分。在食品加工中，磷脂常被用作抗氧化剂、乳化剂和起酥剂。

人体内的类固醇主要是胆固醇，其大部分由内脏合成，少部分从食物中获取。胆固醇虽然是人体不可缺少的营养物质，但不可摄入过多，否则将诱发高胆固醇血症，进而诱发心脑血管疾病，严重威胁人体健康。

营养小贴士

高胆固醇血症指血清中总胆固醇含量增加，超过正常范围的病症。心脑血管疾病是心血管疾病和脑血管疾病的统称，包括冠心病、风湿性心脏病、深静脉血栓、肺栓塞、脑动脉粥样硬化、脑血栓等疾病。

（二）脂类的生理功能

脂肪约占人体体重的 14%～19%，多分布在皮下及内脏周围，主要功能如下。

（1）提供和储存能量。脂肪是人体重要的能量来源。人体每天所需能量的 20%～30%是由脂肪提供的。当摄入的能量大于消耗的能量时，多余的能量将转变为脂肪储存在体内，在人体需要时，这些脂肪会通过氧化分解释放能量。

（2）维持体温。脂肪具有不易导热性，可有效减少体内热量的散失和外来热量的入侵，使体温维持在正常范围。

（3）保护内脏。分布在内脏周围的脂肪具有支撑和稳定内脏的作用，能够有效降低撞击对内脏的损害，减少内脏之间的摩擦。

（4）提供必需脂肪酸。脂肪分解可以为人体生命活动提供必需脂肪酸。必需脂肪酸是细胞的重要成分，参与体内胆固醇的正常代谢。必需脂肪酸不足时，人体可能出现视力下降、皮肤干燥等问题。

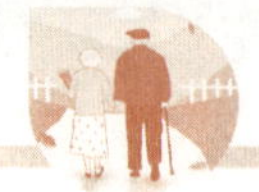

（5）促进脂溶性维生素的吸收。脂溶性维生素指不溶于水可溶于脂肪或有机溶剂的维生素。脂溶性维生素在食物中多与脂肪共存，可随脂肪吸收进入人体并在体内储存。

（6）增进食欲和增强饱腹感。脂肪可以改善食物口感，从而起到增进食欲的作用。此外，脂肪还可以抑制胃收缩，降低胃排空的速度，从而起到增强饱腹感的作用。

（7）其他功能。磷脂对维持细胞膜的完整性、促进细胞内外物质的交换、促进脂肪的吸收和利用、促进大脑和神经系统发育等具有重要作用。胆固醇对维持细胞的稳定性和流动性、促进脂肪和钙的吸收等具有重要作用。

（三）脂类的食物来源

脂肪的食物来源主要是动物油和植物油。动物油主要指猪、牛、羊等动物身上的油脂；植物油主要指从植物的果实、种子、胚芽中得到的油脂，如花生油、豆油、菜籽油等。

磷脂的食物来源比较广泛，主要集中在植物种子（如大豆、葵花籽、油菜籽、玉米等）和肉蛋奶中。

胆固醇的食物来源主要是动物性食物，如肥肉、动物内脏、蛋类、奶类等。

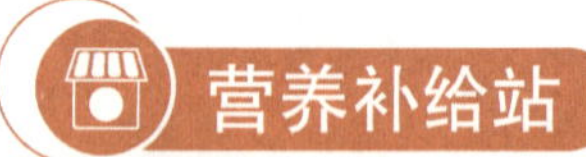

对食物中脂肪的六大认知误区

误区一：加工食品脂肪多，不健康

食品中脂肪的含量主要取决于食品类别和加工方式，加工食品并非都是高脂肪食品，且脂肪含量的高低也不是食品是否健康的唯一判定标准。

误区二：氢化植物油含有大量反式脂肪酸

近年来的技术革新使氢化植物油产品中反式脂肪酸的含量得到了有效的控制。例如，咖啡伴侣、代可可脂已经能做到“0反式脂肪酸”，起酥油、人造奶油中反式脂肪酸的含量也比过去大幅下降。

误区三：橄榄油是最好的植物油

橄榄油的主要营养特点是油酸含量高，但油酸并不是我国居民膳食中缺少的脂肪酸，且许多植物油（如花生油、葵花籽油、亚麻籽油等）中都含有一定量的油酸。

误区四：调和油不如动物油

调和油通常由多种植物油混合而成，其营养价值与普通植物油并无本质区别。动物油中含有较多饱和脂肪酸，而现今我国居民从日常膳食中摄入的饱和脂肪酸总体偏多，因此对于多数人而言，烹调宜用植物油（包括调和油），少用动物油。

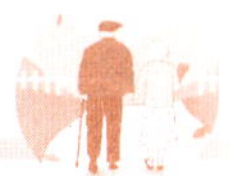

误区五：脱脂牛奶比全脂牛奶更健康

牛奶在脱脂的过程中，也会损失部分蛋白质、维生素、矿物质等营养素。因此，对普通人来说，脱脂牛奶并不比全脂牛奶更健康。只有需要严格控制脂肪摄入量或患有高胆固醇血症的人才需要酌情选择脱脂牛奶。

误区六：坚果富含不饱和脂肪酸，应该多吃

坚果富含不饱和脂肪酸，适量食用有益健康，但过量食用则可能损害健康。

（资料来源：阮光峰，《调查显示我国消费者对食物中的脂肪存在六大误区》，《北京青年报》，2023 年 11 月 16 日）

三、碳水化合物

（一）碳水化合物的分类

碳水化合物又称糖类，可分为单糖、双糖和多糖。

1．单糖

单糖是最简单的糖类，也是组成碳水化合物的基本单元。食物中常见的单糖是葡萄糖和果糖。葡萄糖在自然界分布广泛，且是人体重要的供能物质，直接参与人体新陈代谢。血液中的葡萄糖被称为血糖。果糖是常见糖中最甜的糖，存在于许多水果和蜂蜜中。

2．双糖

双糖由两个单糖分子组成，常见的双糖有蔗糖、麦芽糖和乳糖。蔗糖又称食糖，由果糖和葡萄糖缩合而成，广泛存在于植物界，甘蔗（见图 1-2）、甜菜中含量较高，常见的蔗糖制品有白砂糖、赤砂糖等。麦芽糖甜味不及蔗糖，可用于制造糖果、酒精。乳糖是哺乳动物乳汁中的主要碳水化合物。

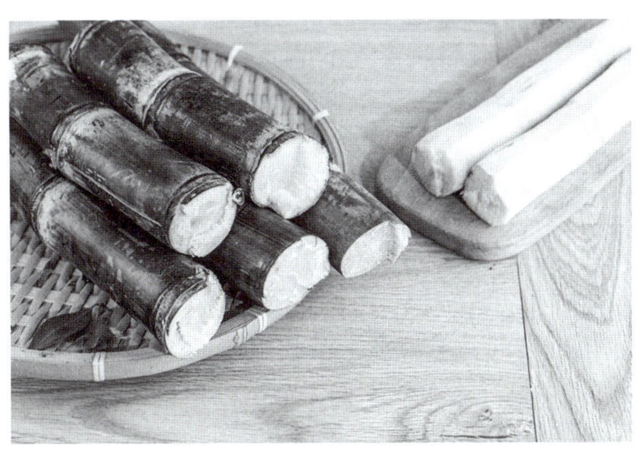

图 1-2　甘蔗

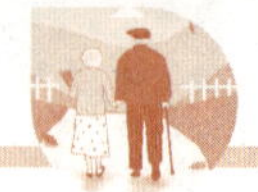

3. 多糖

多糖由多个单糖分子组成，一般不溶于水，无甜味，包括淀粉和非淀粉多糖。

淀粉是植物中碳水化合物的主要储存形式，主要存在于植物的根、茎和种子中。淀粉不溶于冷水，将其混于冷水中加热到一定温度后，可形成糊化淀粉。糊化淀粉更容易被人体消化吸收。

非淀粉多糖指淀粉以外的多糖，包括纤维素、半纤维素、果胶等，是膳食纤维的主要组成成分。

（二）碳水化合物的生理功能

碳水化合物是人体组织的重要成分，多以糖脂、糖蛋白的形式存在于细胞膜、细胞质中，主要生理功能如下。

（1）提供能量。膳食中的碳水化合物进入人体后分解成葡萄糖，其中一部分直接为人体提供能量，一部分则被内脏器官和肌肉组织等储存起来，在人体需要时为人体提供能量。

（2）改善肠道功能。碳水化合物是益生菌的主要营养源，摄入适量的碳水化合物，有助于增加体内益生菌的数量，维持肠道菌群平衡。此外，纤维素、果胶等非淀粉多糖能刺激人体肠道蠕动，有助于促进消化。

（3）避免酸中毒。碳水化合物摄入不足时，体内脂肪开始供能。然而，脂肪在供能过程中，易因氧化不完全而产生过量酮体，导致人体酸中毒。因此，摄入适量的碳水化合物可避免酸中毒。

酮体是一种酸性物质，在血液中积蓄过多时，可使血液变酸而引起酸中毒。

（4）减少蛋白质消耗。碳水化合物摄入不足时，人体有可能消耗蛋白质来提供能量，这会对人体健康产生不利影响。因此，摄入足量的碳水化合物，可以减少蛋白质的消耗，从而使蛋白质发挥其特有的生理功能。

（三）碳水化合物的食物来源

碳水化合物的食物来源比较广泛，包括谷类、薯类、豆类、坚果、蔬菜和水果。其中，谷类、薯类和豆类碳水化合物的含量较高，是我国居民碳水化合物的主要来源；某些坚果（如核桃、松子等）也含有大量的碳水化合物，但因食用量很少，所以只能作为我国居民碳水化合物的辅助来源；大部分蔬菜和水果碳水化合物的含量较低，也只能作为我国居民碳水化合物的辅助来源。

营养补给站

“0 糖”“0 蔗糖”“代糖”的区别

《食品安全国家标准 预包装食品营养标签通则》(GB 28050—2011)规定,“0 糖”指每 100 g 固体食品或 100 mL 液体食品中的含糖量不高于 0.5 g。

“0 蔗糖”表示食品不含蔗糖,但可能含果葡糖浆、结晶果糖、蜂蜜、浓缩果汁、果酱等配料。包装上有“0 蔗糖”标签的食品,甚至可能是高糖食品。

“代糖”其实就是甜味剂,即赋予食品以甜味的物质,属于食品添加剂。根据来源的不同,“代糖”可分为天然甜味剂和人工合成甜味剂。天然甜味剂包括天然物的衍生物(如三氯蔗糖、阿斯巴甜等)和非糖天然甜味剂(如罗汉果甜苷、甘草类甜味剂等)。人工合成甜味剂是采用化学合成等方法得到的有不同特性的甜味剂,甜度远高于蔗糖。常用的人工合成甜味剂有糖精钠、甜蜜素等。

(资料来源:李建,《“0 糖”“0 蔗糖”“代糖”,有啥区别?》,
中国消费网,2023 年 8 月 23 日)

四、维生素

维生素天然存在于食物中,人体几乎不能合成。在人体生长、代谢、发育过程中,维生素发挥了重要作用。

(一)维生素的分类

根据溶解性质的不同,维生素可分为水溶性维生素和脂溶性维生素两大类。水溶性维生素指可溶于水而不溶于有机溶剂的维生素,包括 B 族维生素和维生素 C。其中,B 族维生素包括维生素 B_1、维生素 B_2、维生素 B_6、维生素 B_{12}、泛酸、烟酸、叶酸等。脂溶性维生素包括维生素 A、维生素 D、维生素 E 和维生素 K。

(二)维生素的生理功能

1. 水溶性维生素的生理功能

B 族维生素可以促进蛋白质、碳水化合物、脂肪的代谢,维持神经系统、消化系统和心脏功能正常。

维生素 C 具有较强的抗氧化性,可促进免疫球蛋白的合成,增强免疫系统的抗病能力。

2. 脂溶性维生素的生理功能

维生素A可促进视觉细胞内感光物质的合成与再生，维持视觉正常；可促进抗体的形成，提高免疫力；还可加速细胞分裂和分化，促进生长发育。

维生素D能够调节钙、磷的代谢，促进骨骼的生长发育，还有助于增强免疫系统功能。

维生素E具有抗氧化、改善免疫系统功能、促进生长发育等作用。

维生素K是形成活性凝血因子的必需物质，具有促进凝血的作用；可参与骨代谢，减少骨量丢失，降低骨折发生率；可抑制血管钙化，降低患冠心病的风险。

（三）维生素的食物来源

1. 水溶性维生素的食物来源

维生素B_1的食物来源主要有谷类、豆类、坚果、动物内脏（见图1-3）等。

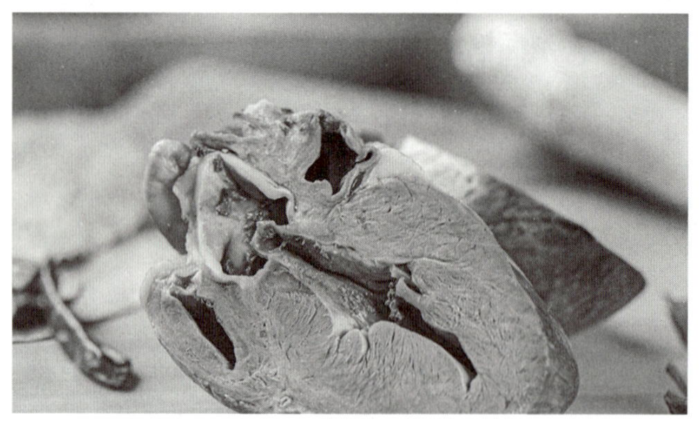

图1-3　动物内脏

维生素B_2的食物来源主要有谷类、蔬菜、水果、动物内脏、蛋类、奶类等。

维生素B_6的食物来源主要有黄豆、熟葵花子、花生、鸡胸脯肉、牛肉、猪肉、金枪鱼等。

维生素B_{12}的食物来源主要有动物内脏、蛋类等。

泛酸的食物来源主要有坚果、动物内脏、蛋黄等。

烟酸的食物来源主要有坚果、动物内脏、鱼肉等。

叶酸的食物来源主要有豆类、坚果、绿叶蔬菜、动物内脏等。

维生素C的食物来源主要有柠檬、金橘、猕猴桃等新鲜水果和青椒、西红柿、西兰花、菠菜等新鲜蔬菜。

2. 脂溶性维生素的食物来源

维生素A的食物来源主要有胡萝卜、南瓜、菠菜、苹果（见图1-4）等植物性食物，以

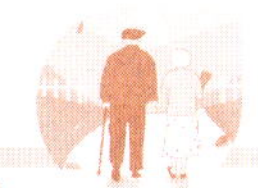

及动物内脏、蛋黄、奶类等动物性食物。

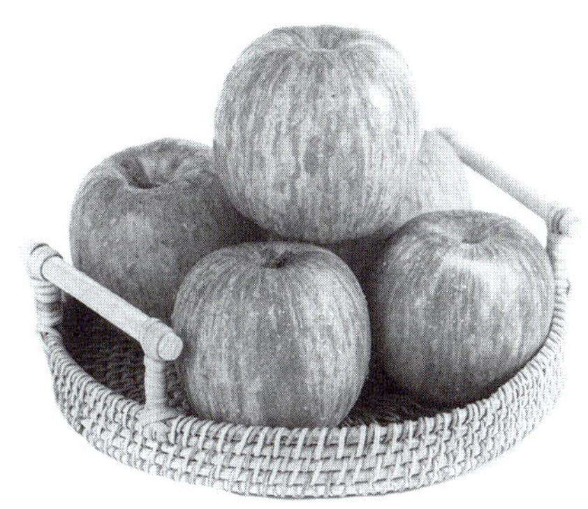

图 1-4　苹果

维生素 D 的食物来源主要有脂肪含量高的海鱼、动物内脏、蛋黄等。

维生素 E 的食物来源主要有植物油、大豆、坚果等。

维生素 K 的食物来源主要有发酵食物、绿叶蔬菜、肉类和奶制品等。

五、矿物质

矿物质又称无机盐，是构成人体组织和维持人体正常生理功能所必需的各种元素的总称，人体无法合成。

（一）矿物质的分类

根据体内含量的不同，矿物质大致可分为常量元素和微量元素两大类。常量元素指体内含量占体重 0.01%以上，或人体每天需要量在 100 mg 以上的矿物质，如钙、磷、钾、钠等。微量元素指体内含量占体重 0.01%以下的矿物质，如铁、碘、锌等。

（二）矿物质的生理功能

1．常量元素的生理功能

常量元素是构成人体组织的重要成分，对调节人体机能具有重要作用。例如，钙能激活多种酶的活性，有助于止血和促进伤口愈合；钾、钠能够维持细胞内外渗透压、调节酸碱平衡。

2．微量元素的生理功能

微量元素在人体内的含量虽不高，但其在促进人体新陈代谢、调节免疫系统功能等方面起着重要作用。例如，铁有助于维持人体正常的造血功能，碘能够调节蛋白质的合成和分解、促进糖和脂肪代谢，锌具有提高免疫力、增进食欲、促进伤口愈合等多种功能。

（三）矿物质的食物来源

1. 常量元素的食物来源

钙的食物来源主要有豆类、绿叶蔬菜、柑橘类水果（见图 1-5）、奶类及奶制品等。

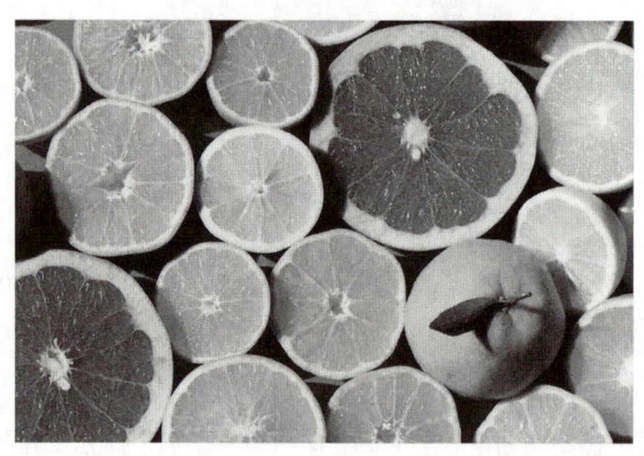

图 1-5 柑橘类水果

磷的食物来源主要有粗粮、坚果、紫菜等植物性食物，动物内脏、蛋类、奶类等动物性食物。

钾的食物来源主要有谷类、豆类、蔬菜、水果等。

钠的食物来源主要有食用盐、水产品、腌制食物等。

2. 微量元素的食物来源

铁的食物来源主要有动物内脏、动物血、蛋黄、大豆、黑木耳、红枣等。

碘的食物来源主要有碘盐，海带、紫菜、海鱼、虾皮、干贝、海蜇等海产品。

锌的食物来源主要有肉类、蛋类、豆类和水产品等。

六、水

（一）水的生理功能

水是人体的主要成分，也是维持生命所必需的基本物质。血液、肾的含水量高达 80%以上，心、脾、肌肉的含水量为 75%～80%，脂肪组织的含水量约为 10%。

水是人体内营养物质的运输介质。基于水的强流动性，营养物质的消化、吸收、循环和排出过程都比较快速与顺畅。

水在调节体温方面也发挥着重要作用。由于水在蒸发的过程中能吸收热量，所以在高温环境下，人体可通过汗液的蒸发带走一部分热量，使体温维持在正常范围。

此外，人体胸腔、腹腔、肠道等部位的水分具有润滑、减少摩擦和防止损伤的作用。

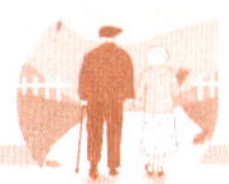

（二）水的摄取来源

人体内水的摄取来源主要包括以下三种：① 饮用水和液态食物中的水，液态食物包括饮料、汤类、粥类等；② 固态食物中的水，固态食物多指水果、蔬菜等；③ 代谢水，指蛋白质、脂肪和碳水化合物等营养素在体内代谢产生的水。

"楚天健康大讲堂"走进养老院

为提高老年人自我保健、防病强身的意识与能力，树立科学健康生活理念，普及老年人健康营养知识，2024 年 3 月 20 日，武汉市一养老院联合湖北某传媒公司开展了"楚天健康大讲堂"活动，吸引了院内众多老年人参与。

该传媒公司的一名专业营养师通过播放视频、互动问答等方式，以"中国老年人平衡膳食宝塔"为纲，从营养学的角度讲解了蛋白质、脂类、碳水化合物、维生素、矿物质、水等营养素的相关知识。

该营养师强调："奶类及奶制品处于靠近塔顶的位置，这类食物中含有多种人体不可或缺的营养素，对改善睡眠、预防骨质疏松、提高免疫力、提高记忆力、保持皮肤紧致等具有不可替代的功效，对中老年人群的健康尤为重要。"

该营养师还特别提到，目前市面上的奶类主要有常温奶和巴氏鲜奶两种，巴氏鲜奶中除了含有蛋白质、脂肪、钙等营养素，还含有常温奶中没有的活性营养物质（如乳铁蛋白、免疫球蛋白等），对人体健康更有益。

（资料来源：张扬、郭琳琳，《引导老人们树立正确的健康观，"楚天健康大讲堂"走进武汉江岸区源生养老院》，极目新闻，2024 年 3 月 24 日）

任务实施

分析营养素的生理功能

任务描述：

以小组为单位，记录身边一位老年人一日三餐摄入的食物，分析这些食物中所含的营养素及其生理功能。

任务要求：

（1）学生自由分组，每组 2～3 人，从中选出一名组长。

（2）小组成员选择一位合适的老年人，完成任务描述中的任务，组长总结分析结果。

（3）各小组选出一人讲解本组的分析结果，并解答教师和其他小组提出的问题。

任务评价：

教师根据各小组的完成情况，按表 1-3 为各小组打分。

表 1-3 任务评价表

评价内容	分值	教师评分
积极、认真地参与任务实施活动	25	
能够完整、准确地记录老年人一日三餐摄入的食物	25	
能够准确分析出老年人摄入的食物中包含的营养素及其生理功能	25	
能够正确回答教师和其他小组提出的问题	25	
合计	100	

任务二 熟悉营养素的变化与保护

情境导入

某天上午，某养老院的养老护理员小微经过后厨时，发现桌子上堆放着早上刚买的蔬菜、水果和鲜肉，洗菜盆里浸泡着没有用完的菠菜。水池旁，厨师小李一边将刚从冰箱里拿出来的鸡腿放在热水里解冻，一边将刚切成丝的卷心菜放到水池里清洗，水池周围还残留着许多泥渍。灶台旁，厨师小王将两大勺油放进烧得冒烟的锅里，准备炒刚洗完的菠菜。

思考：

（1）新鲜的蔬菜、水果和肉类应该如何储藏？

（2）厨师小李和厨师小王在加工和烹调食材时存在哪些问题？

一、储藏对营养素的影响

（一）常温储藏对营养素的影响

常温储藏的温度一般是 10℃～30℃。在该温度下，多数新鲜食物保质期较短，营养素易流失。例如，新采摘的菠菜放置一天，维生素 C 损失 80%左右；新鲜豌豆保存一周，维生素 C 损失 50%左右。

值得注意的是，许多营养素（如维生素、脂肪等）对光敏感，受日光照射容易遭到破坏。因此，在常温条件下，应尽量将食物储藏于避光处。

（二）冷藏对营养素的影响

冷藏的温度一般是 0℃～10℃。在该温度下，多数新鲜食物的新陈代谢速度和细菌的繁殖速度变慢，食物保质期变长，相同时间内营养素的损失量也比常温储藏时少。

但冷藏时间过长，会导致食物的营养价值大大降低。例如，芹菜、菠菜和西蓝花在 4℃下冷藏 7 天后，维生素 C 分别损失了 34%、29%和 19%；叶酸分别损失了 59%、61%和 56%。

（三）冻藏对营养素的影响

冻藏的温度一般是−18℃～0℃。在该温度下，大部分微生物停止生长和繁殖，食物不易变质。对于大部分能够冻藏的食物来说，−18℃是较适宜和较安全的储藏温度。

但冻藏时间越长，食物中的维生素损失越多，蛋白质和脂肪氧化越严重，食物口感也越差。一般来说，冻藏下，猪肉、牛肉、羊肉等畜肉的储藏时间不宜超过 12 个月，鸡肉、鸭肉、鹅肉等禽肉的储藏时间不宜超过 10 个月，鱼类、虾类、贝类等水产品的储藏时间不宜超过 6 个月。

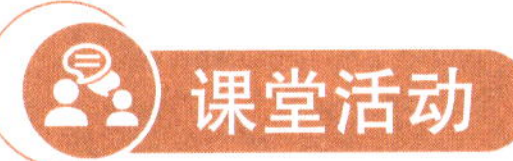

有的老年人由于采购不方便，习惯一次性采购大量食材。如果你是一名老年社会工作者，你会如何劝说老年人改变这种做法？

二、加工对营养素的影响

（一）食材整理对营养素的影响

食材整理不当不仅会造成浪费，还会导致营养素流失。例如，韭菜花（见图 1-6）、菠菜根、萝卜皮等含有丰富的维生素、钙、铁等营养素，对人体健康非常有益，若将这些部分丢弃，则意味着营养素的流失。

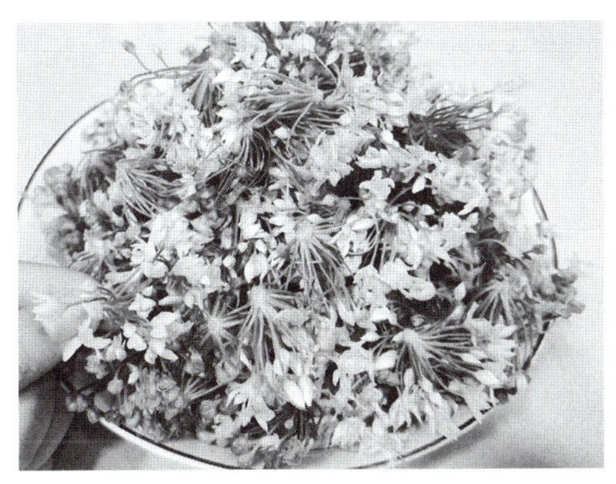

图 1-6　韭菜花

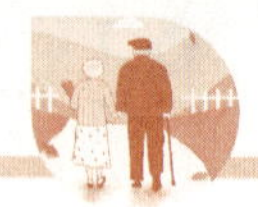

（二）食材清洗对营养素的影响

在清洗食材（见图 1-7）时，若操作不当，容易造成部分营养素的流失。例如，用力搓洗蔬菜会破坏细胞壁，导致蔬菜中的维生素、水分流失。又如，淘洗大米次数过多，会使大米中的维生素、矿物质和蛋白质等营养素含量大大减少。

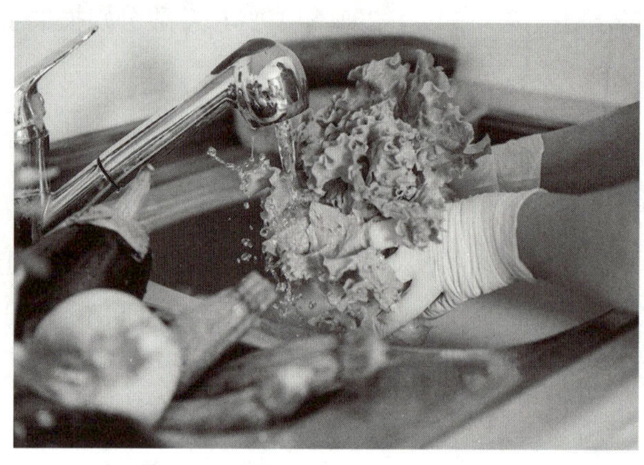

图 1-7　清洗食材

（三）食材切制对营养素的影响

食材切制时间或方法不当，不仅会使食材更易腐烂，还会导致营养素流失。例如，清洗前切制食材，会大大增加切面与水的接触面积和接触时间，不仅会导致食材因受到微生物污染而腐烂变质，还会造成 B 族维生素、维生素 C 等水溶性维生素和部分矿物质迅速流失。又如，将食材切得太碎，不仅会使食材细胞壁破裂，导致大量水分流失，还会增大食材与空气和热锅接触的面积，导致食材中的维生素、矿物质等营养素损失较多。

三、烹调对营养素的影响

（一）烹调对蛋白质的影响

在烹调过程中，食物中的蛋白质会因受热发生变性和水解现象。

1. 蛋白质的变性

蛋白质在受热的情况下会出现凝固、脱水等变性现象。例如，蒸、煮或炒鸡蛋时，蛋清和蛋黄会逐渐变硬，最后凝固；新鲜的瘦肉在翻炒的过程中体积逐渐减小，重量逐渐减轻。

蛋白质受热变性对于改善食物的色、香、味、形有一定的作用，但过度变性，不仅会降低食物的营养价值，还会影响食物的口感。

2. 蛋白质的水解

蛋白质变性后如果继续加热，会出现水解现象。例如，煲肉汤时，随着熬制时间的增加，部分蛋白质开始水解，产生的多肽、氨基酸等物质融入肉汤中，使汤汁变得更加黏稠、鲜美。

（二）烹调对脂类的影响

在烹调过程中，脂类作为传热介质，会发生水解、酯化反应，并在高温状态下发生分解和聚合反应。

1．脂类的水解和酯化

脂肪在受热过程中会发生水解反应，生成更利于人体消化吸收的甘油、脂肪酸。而且温度越高，脂肪水解的速度越快。若在烹调过程中加入料酒、食醋等调味品，乙醇、乙酸等物质会与脂肪酸发生酯化反应，生成具有芳香气味的酯类物质，增加食物的风味。

2．脂类的分解和聚合

长时间高温加热不仅会破坏脂肪中的脂肪酸和抗氧化物质，导致脂肪的营养价值下降，而且易使脂肪分解成酮类和醛类物质，同时生成多种聚合物，这些物质大多具有毒性，且易被人体吸收。因此，长期食用油炸食品会对人体健康造成极大的威胁。

（三）烹调对碳水化合物的影响

在烹调过程中，蔗糖、纤维素、淀粉在高温的作用下分别会发生焦糖化、水解、糊化和老化反应。

1．蔗糖的焦糖化

在烹调过程中，温度升高到160℃时，蔗糖开始熔化，高温持续加热，蔗糖迅速发生焦糖化反应，而后转变成黑褐色的焦糖。烹调时，借助蔗糖的焦糖化反应可以为食物上色。例如，在制作红烧肉（见图1-8）时，先将白砂糖放到油锅里翻炒，等到生成焦糖后再放五花肉，可以起到增色、提味等作用。

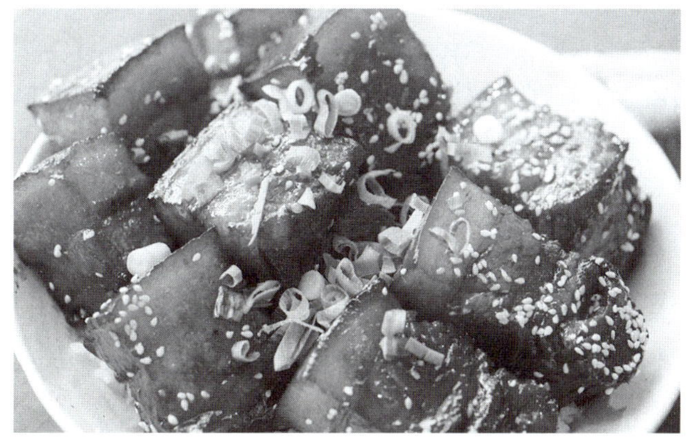

图1-8　红烧肉

2. 纤维素的水解

在烹调过程中，食物中的部分纤维素会发生水解反应，转化为可溶性的单糖或低聚糖。烹调时，借助纤维素的水解反应，可以使食物质地发生改变。例如，在煎牛排时，牛排中的纤维素会被水解，从而使牛排变得嫩滑。

3. 淀粉的糊化和老化

在采用以水为传热介质的烹调方法（如蒸、煮等）时，食物中的淀粉会发生糊化反应，从而改变食物的质地和口感。例如，馒头（见图 1-9）在蒸的过程中，由于淀粉的糊化，会变得蓬松、柔软，易于咀嚼且易被人体消化吸收。

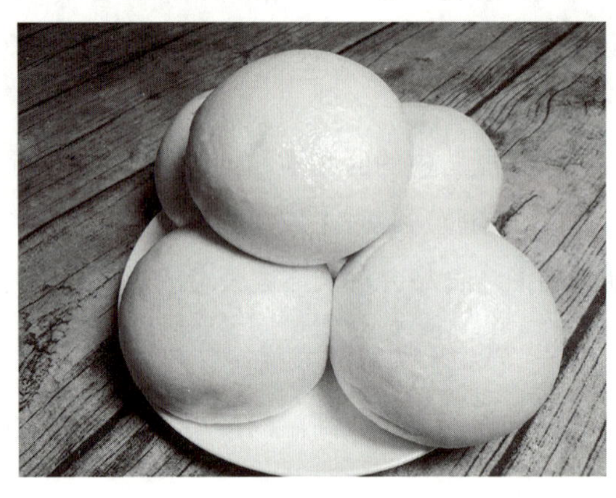

图 1-9 馒头

糊化的淀粉在室温或低于室温下放置一段时间会发生老化反应，变得不透明，甚至产生沉淀。凉粉的制作过程就是淀粉的加热糊化和冷却老化过程。

（四）烹调对维生素的影响

在烹调过程中，维生素极易因溶解、氧化、分解而损失。

1. 维生素的溶解

水溶性维生素易溶于水。在烹调过程中，食物中的部分水溶性维生素会因溶于汤汁中而损失。一般来说，采用煮的烹调方法时，水溶性维生素损失较多；采用蒸的烹调方法时，水溶性维生素损失较少。

脂溶性维生素在加热和搅拌的过程中易被破坏。在烹调过程中，应避免长时间高温烹调和多次翻炒食物，并且尽量不采用油炸的烹调方法。

2. 维生素的氧化

维生素 A、维生素 E、维生素 C 等易被氧化。在烹调过程中，为了减少这些维生素的损失，可采用上浆、挂糊（见图 1-10）、加盖锅盖等方法，减少食物与空气接触的机会。

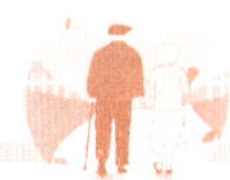

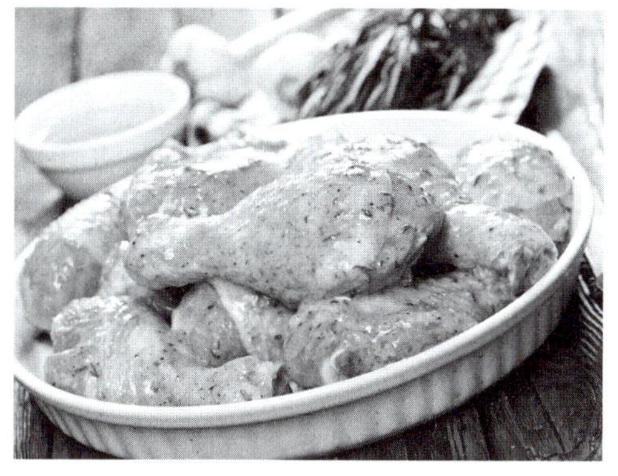

图 1-10　挂糊

3. 维生素的分解

部分维生素（如维生素 A、维生素 B_2、维生素 C 等）受热后会因分解而损失，且温度越高、受热时间越长，损失越多。因此，在烹调富含这些维生素的新鲜蔬菜时，加热时间不宜过长。

（五）烹调对矿物质的影响

在烹调过程中，矿物质会因溶于汤汁或与其他物质结合形成难以被人体吸收的化合物而损失。例如，钙含量高的食物（如豆腐、牛奶等）和草酸含量高的食物（如菠菜、苋菜等）一起烹调，会产生难被人体消化吸收的草酸钙，导致钙损失。

四、营养素的保护方法

（一）科学储藏

储藏食物时，应做到以下几点。

（1）将不同种类的食物分开储藏，避免相互污染。

（2）及时清理储藏食物的容器，并经常对其进行消毒。

（3）标注日期，确保先入先食。

（4）根据食物特性，选择合适的储藏温度。例如，谷类、坚果等应常温、避光、通风储藏，新鲜蔬菜、水果和蛋类、奶类等应冷藏，肉类可根据食用时间选择冷藏或冻藏。

（二）合理加工

1. 合理整理

在整理食材的过程中，要最大限度地保护、利用食材。一般来说，应剔除食材中老化、腐坏和其他不可食用的部分，不宜过多剔除食材中可食用的部分，以免造成营养素流失。

2. 合理清洗

在清洗食材的过程中，应注意以下几点：① 保证清洗环境整洁；② 先洗手再清洗食材，避免污染食材；③ 控制清洗力度和程度，既要保证将食材表面的污垢、残留的农药等清洗干净，又要避免反复清洗和浸泡导致营养素流失；④ 分类清洗不同食材，避免交叉污染。

此外，许多食材不宜用热水清洗，以免营养素流失。例如，淘米时若使用热水，会加速大米表层营养素的流失。

3. 合理切制

在切制食材的过程中，应注意大小、厚薄适宜，并坚持“先洗再切”的原则。切好食材后，不宜放置太长时间，坚持“边切边炒”的原则，以更好地保留食材中的营养素。

（三）合理烹调

在烹调蔬菜时，最好选择旺火快炒、焯、凉拌等方法。旺火快炒能降低蔬菜中维生素 C 和水的损失率，同时保持蔬菜的鲜嫩口感。焯蔬菜时，要沸水下锅，且时间不宜过长，以降低水溶性营养素流失的速度。凉拌蔬菜时，可加入少量食醋，以保护维生素 C 不被氧化。

在烹调肉类时，可采用上浆或挂糊的方式，以减少水、脂肪、维生素等营养素的流失。此外，肉类在高温油炸的过程中会流失大量营养素，并产生有害物质，所以在油炸肉类的过程中，应控制好油温和油炸时间。煲骨头汤时，可在汤中加少许食醋，以使汤更鲜美，并促进钙的溶解。

此外，应注意避免将相克的食物搭配在一起烹调，以免造成营养素浪费或影响人体健康。

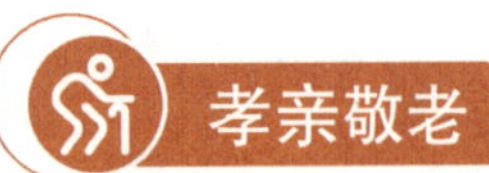

优化敬老院膳食，让老年人乐享幸福“食”光

为了让老年人吃得更好、更健康，某镇敬老院严格把控食品健康安全的第一关，从以下三个方面对膳食进行了优化。

一是讲究“干稀搭配，荤素搭配”，这样不但满足了老年人的不同饮食需求，而且符合科学饮食的要求。

二是为老年人制定营养食谱，做到菜品每天不重样，并根据季节和节日，不定时推出新的菜品。

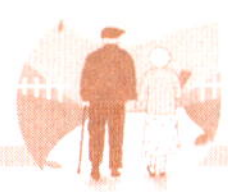

三是根据老年人的身体状况，确定以蔬菜瓜果为主、谷类为辅的饮食结构，尽量让老年人不挑食、不偏食，多尝试新的食物。

吃得越多样化，吸收的营养才可能越丰富。此外，食堂工作人员还特别注意食物的搭配，以保证老年人能够获得充足的营养，并避免出现意外情况。

敬老院膳食的优化，受到老年人的一致好评。下一步，该敬老院将继续坚持膳食营养健康的原则，让老年人吃得放心、吃得开心。

（资料来源：李潇，《孙村镇：优化敬老院膳食，让老年人乐享幸福“食”光》，旌德县人民政府官网，2024 年 3 月 21 日）

任务实施

分析食物的处理方法

任务描述：

某天早晨，王婆婆在菜市场买了许多新鲜食物。回到家后，她先把五花肉、牛肉挑出来，分别用保鲜袋装好放到冰箱的冷冻室，又把剩下的土豆、红薯、莴笋、小白菜、芹菜、苹果、香蕉、杧果放到冰箱的冷藏室。王婆婆正准备休息，突然想到要先把中午要用的芹菜提前加工好。整理芹菜时，王婆婆只留下了茎部；清洗芹菜前，王婆婆先将芹菜切段，然后反复清洗，最后将其泡在装有水的洗菜盆中。

王婆婆做菜有何不妥

中午王婆婆做饭时，先从冰箱的冷冻室中拿出早晨买的五花肉，将其放在盛有热水的碗中解冻。然后在炒菜锅中倒入两大勺猪油，等猪油烧得冒烟时，将泡在洗菜盆中的芹菜直接捞出倒入炒菜锅中，翻炒一两分钟后盛出。接着又倒入两大勺猪油和几颗冰糖，将五花肉切块后放入炒菜锅中，翻炒十分钟后，王婆婆觉得五花肉不够焦香，又接着翻炒了五分钟才关火。

请问：王婆婆储藏、加工和烹调食物的方法是否正确？若正确，请给出理由；若不正确，请给出正确的处理方法。

任务要求：

（1）学生完成任务描述中的任务，并将分析结果整理成报告。

（2）教师选择几名学生，让其在课堂上分享自己的报告，其他学生进行提问或点评。

任务评价：

教师根据学生的完成情况，按表 1-4 为学生打分。

表 1-4　任务评价表

评价内容	分值	教师评分
积极、认真地参与任务实施活动	15	
能够准确判断王婆婆储藏、加工和烹调食物的方法的正确性	30	
能够给出正确的处理方法	30	
报告内容详细、完整	10	
能够正确回答其他学生提出的问题	15	
合计	100	

学习成果自测

1. 填空题

（1）__________所含必需氨基酸种类齐全、数量充足、比例适当、营养价值高。

（2）当摄入的能量大于消耗的能量时，多余的能量将转变为__________储存在体内。

（3）单糖是最简单的碳水化合物，常见的单糖包括葡萄糖和__________。

（4）维生素 C 具有较强的__________。

（5）维生素__________可促进视觉细胞内感光物质的合成与再生。

（6）钾、钠能够维持__________________、__________________。

（7）人体内水的摄取来源主要包括____________；____________；____________。

（8）长时间常温储藏新鲜蔬菜，会导致维生素 C 的含量__________。

2. 选择题

（1）人体所需的六大营养素包括（　　）。

A. 蛋白质、脂类、碳水化合物、维生素、矿物质、膳食纤维

B. 蛋白质、脂类、碳水化合物、维生素、矿物质、氧气

C. 糖类、脂类、氨基酸、维生素、矿物质、水

D. 碳水化合物、脂类、蛋白质、维生素、矿物质、水

（2）下列选项中，富含优质蛋白质的是（　　）。

A. 米饭　　B. 面包

C. 鸡蛋　　D. 苹果

（3）脂肪的生理功能不包括（ ）。

A．维持体温 B．调节酸碱平衡

C．提供必需脂肪酸 D．提供能量

（4）人体每天所需能量的 20%～30%来源于（ ）。

A．蛋白质 B．脂肪

C．碳水化合物 D．矿物质

（5）下列选项中，属于脂溶性维生素的是（ ）。

A．维生素 D B．维生素 C

C．维生素 B_1 D．维生素 B_2

（6）（ ）有助于维持人体正常的造血功能。

A．钾 B．钠

C．铁 D．钙

（7）水的生理功能不包括（ ）。

A．参与体内新陈代谢 B．保护器官

C．提供能量 D．调节体温

（8）下列选项中，不宜与菠菜搭配食用的是（ ）。

A．辣椒 B．花菜

C．牛肉 D．豆腐

3．简答题

（1）简述冷藏对营养素的影响。

（2）简述烹调对蛋白质的影响。

（3）简述营养素的保护方法。

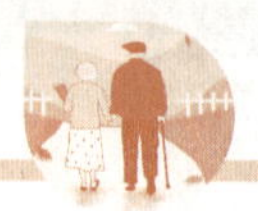

学习成果评价

请进行学习成果评价，并将评价结果填入表 1-5 中。

表 1-5　学习成果评价表

<table>
<tr><td>班级</td><td></td><td>姓名</td><td></td><td>学号</td><td></td></tr>
<tr><td>项目名称</td><td colspan="5">营养素认知</td></tr>
<tr><td>评价项目</td><td colspan="3">评价内容</td><td>满分</td><td>评分</td></tr>
<tr><td rowspan="4">理论知识
（40%）</td><td colspan="3">蛋白质、脂类、碳水化合物、维生素、矿物质的分类、生理功能和食物来源</td><td>15</td><td></td></tr>
<tr><td colspan="3">水的生理功能和摄入来源</td><td>5</td><td></td></tr>
<tr><td colspan="3">储藏、加工、烹调对营养素的影响</td><td>15</td><td></td></tr>
<tr><td colspan="3">营养素的保护方法</td><td>5</td><td></td></tr>
<tr><td rowspan="3">实践技能
（40%）</td><td colspan="3">能够准确分析出常见食物所含营养素的种类和生理功能</td><td>15</td><td></td></tr>
<tr><td colspan="3">能够准确分析出储藏、加工、烹调对常见食物中营养素的影响</td><td>15</td><td></td></tr>
<tr><td colspan="3">能够掌握常见食物的正确储藏、加工和烹调方法</td><td>10</td><td></td></tr>
<tr><td rowspan="4">综合素养
（20%）</td><td colspan="3">积极参加学习活动，善于沟通协作</td><td>5</td><td></td></tr>
<tr><td colspan="3">具备独立思考和解决问题的能力</td><td>5</td><td></td></tr>
<tr><td colspan="3">传承中华传统美德，在生活中主动关爱、帮助老年人</td><td>5</td><td></td></tr>
<tr><td colspan="3">对养老护理行业充满热情和责任感</td><td>5</td><td></td></tr>
<tr><td colspan="4">合计</td><td>100</td><td></td></tr>
<tr><td>自我评价</td><td colspan="5"></td></tr>
<tr><td>教师评价</td><td colspan="5"></td></tr>
</table>

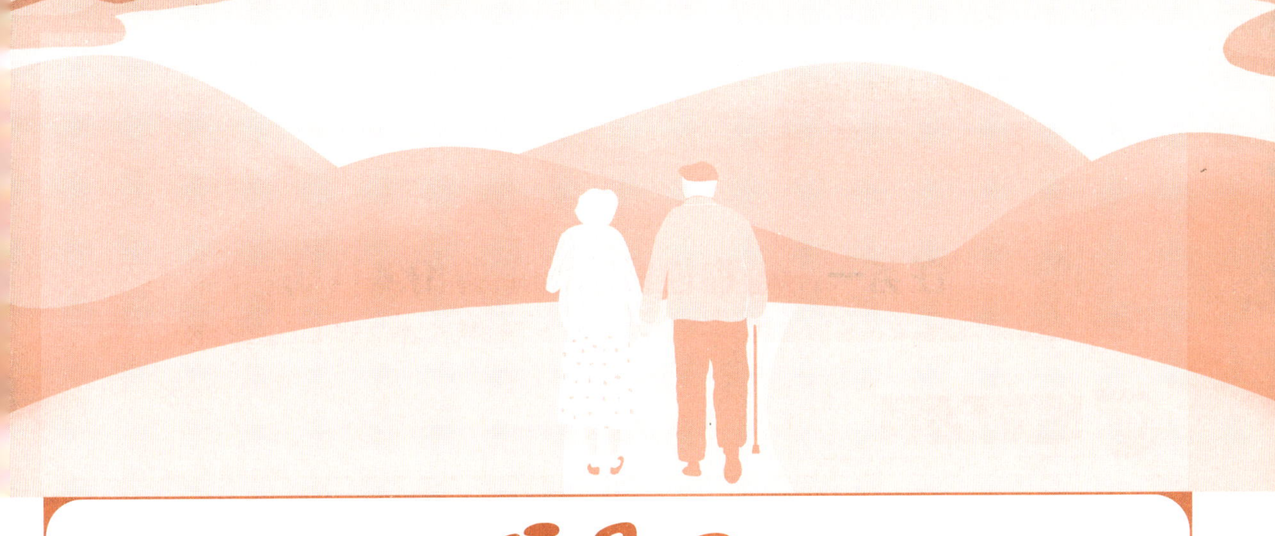

项目二 常见食物的营养价值

项目引言

不同种类食物的营养特点及营养素含量各有不同。只有在充分了解各类食物的营养价值后，才能根据老年人的需要，有针对性地为其提供膳食指导。本项目主要介绍植物性食物、动物性食物、调味品和食用油的营养价值。

知识目标

- 熟悉谷类、豆类及豆制品、坚果、蔬菜、水果的营养价值。
- 熟悉畜肉、禽肉、水产品、蛋类及蛋制品、奶类及奶制品的营养价值。
- 了解食用盐、酱油、食醋、味精、鸡精和酱类的营养价值。
- 了解植物油和动物油的营养价值。

素质目标

- 提高为老年人提供营养与膳食服务的能力，做合理膳食、吃动平衡的倡导者。
- 培养高尚的道德品质、良好的职业习惯，自觉参与老年人健康服务活动。

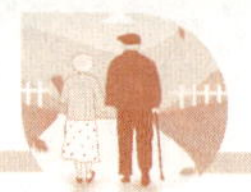

任务一　植物性食物的营养价值认知

情境导入

钱大爷从年轻时起就非常爱吃肉，不爱吃蔬菜和水果，因此总是便秘。家人为了让他多吃点蔬菜和水果，少吃点肉，每次吃饭的时候就跟钱大爷说吃蔬菜和水果的好处，但钱大爷不听劝，还总是和家人怄气。无奈之下，钱大爷的家人只好求助社区养老服务中心的工作人员，希望他们能够帮忙劝说钱大爷。

思考：

（1）钱大爷为什么总是便秘？

（2）如果你是社区养老服务中心的工作人员，你会如何劝说钱大爷多吃蔬菜和水果？

一、谷类的营养价值

谷类是以成熟谷粒作为粮食的一类作物，包括水稻（见图 2-1）、小麦、玉米、小米、高粱等。谷类在我国居民膳食结构中占有重要地位，是人体能量的主要来源。

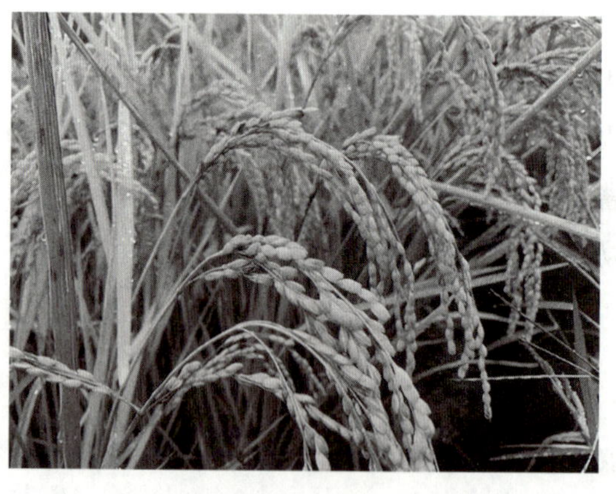

图 2-1　水稻

（一）谷类的营养特点

（1）碳水化合物。谷类中的碳水化合物主要为淀粉，含量在 70%左右。这些碳水化合物经过人体消化吸收后转变成葡萄糖，为人体提供能量。另外，谷类中的膳食纤维能够促进肠

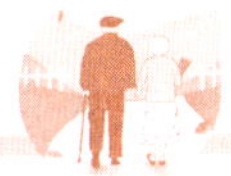

道蠕动，加速清理肠道内的废物，从而达到预防肠道疾病的目的。

（2）蛋白质。谷类中的蛋白质主要为谷蛋白、醇溶蛋白、清蛋白和球蛋白，含量在10%左右。这些蛋白质所含必需氨基酸种类不多，所以营养价值普遍低于动物性食物中的蛋白质。

（3）脂类。谷类中的脂类含量较低，主要集中在糊粉层和胚芽中。谷类中的脂类多含有不饱和脂肪酸，这些不饱和脂肪酸营养价值较高，可降低胆固醇，防治动脉粥样硬化。

（4）维生素。谷类中的维生素主要为 B 族维生素，如维生素 B_1、维生素 B_2、烟酸等。谷类加工越精细，所含 B 族维生素损失越多。

（5）矿物质。谷类中的矿物质主要为钙、磷、钾等。由于谷类中含有的植酸能和钙、磷、钾等矿物质结合，生成难溶性的植酸盐，所以谷类中的矿物质较难被人体消化吸收。

（二）谷类的营养素含量

常见谷类中各营养素的含量如表 2-1 所示。

表 2-1　常见谷类中各营养素的含量（以每 100 g 可食部计）

营养素		食物名称							
		小麦	粳米	玉米（干）	大麦	小米	黄米	高粱	荞麦
蛋白质/g		11.9	7.7	8.8	10.2	9	9.7	10.4	9.3
脂肪/g		1.3	0.6	3.8	1.4	3.1	1.5	3.1	2.3
碳水化合物/g		75.2	77.4	74.7	73.3	75.1	76.9	74.7	73
维生素	总维生素 A/μgRAE	0	0	—	0	8	—	0	2
	烟酸/mg	4	1.3	2.3	3.9	1.5	1.3	1.6	2.2
	总维生素 E/mg	1.82	1.01	8.23	1.23	3.63	4.61	1.88	4.4
矿物质	钙/mg	34	11	10	66	41	—	22	47
	磷/mg	325	121	244	381	229	—	329	297
	钾/mg	289	97	262	49	284	—	281	401
	钠/mg	6.8	2.4	2.5	Tr	4.3	3.3	6.3	4.7
	镁/mg	4	34	95	158	107	—	129	258
	铁/mg	5.1	1.1	2.2	6.4	5.1	—	6.3	6.2
	锌/mg	2.33	1.45	1.85	4.36	1.87	2.07	1.64	3.62
水/g		10	13.7	11.7	13.1	11.6	11.1	10.3	13

注：① Tr 表示低于目前应用的检测方法的检出线或未检出。

② “—”表示未检测，即理论上食物中应该存在一定量的该种成分，但未实际检测。

③ RAE 表示视黄醇当量。维生素 A 是所有具有视黄醇生物活性的化合物的总称。由于这些化合物的生物活性不一样，故使用 RAE 表示各种化合物的等效视黄醇剂量。

营养补给站

部分谷类的主要功效

（1）玉米。玉米具有加快肠胃蠕动、促进毒素排出、降低胆固醇等功效。

（2）小米。小米具有降血压、防治消化不良、补血健脑、安眠等功效。

（3）薏米。薏米具有健脾、除湿、清热的功效。

（4）高粱。高粱具有安神补气、健脾养胃、消积止泻的功效。

（5）大麦。大麦富含维生素E，可有效促进血液循环，预防贫血。大麦中的可溶性膳食纤维能有效降低胆固醇。

（6）燕麦。燕麦中氨基酸的含量多且氨基酸种类齐全，有软化血管、降低血脂的作用。

（7）荞麦。荞麦可显著降低胆固醇、血脂和血糖。

二、豆类及豆制品的营养价值

豆类指所有能产生豆荚的豆科植物。豆制品指以豆类为主要原料，经过加工制成的食品。豆类及豆制品是我国居民膳食蛋白质的重要来源之一，具有较高的营养价值。

（一）豆类的营养价值

豆类富含蛋白质、碳水化合物、维生素、矿物质等营养素，具有升血糖慢、促进肠道蠕动、补钙等作用。根据营养成分的不同，豆类可分为大豆［包括黄豆（见图2-2）、青豆和黑豆］和杂豆。

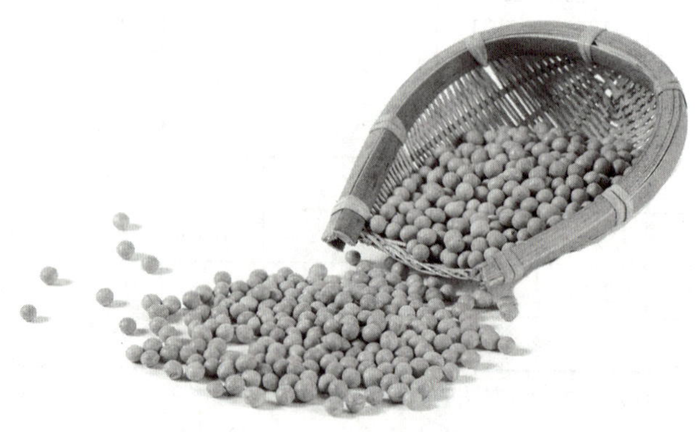

图2-2　黄豆

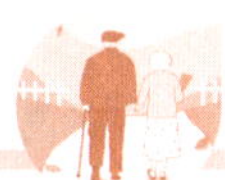

1. 大豆的营养特点

中国居民“增豆”核心信息十条

（1）蛋白质。大豆是植物性食物中蛋白质含量最高的食物，其所含必需氨基酸的种类和比例与动物性食物相似。

（2）脂类。大豆中脂肪的含量在20%左右，且这些脂肪含有大量易被人体消化吸收的不饱和脂肪酸。此外，大豆中还含有较多磷脂，可预防心脑血管疾病。

（3）碳水化合物。大豆中碳水化合物的含量在30%左右，其中一半可被人体消化吸收，能有效促进肠道益生菌的生长。

（4）维生素。大豆富含维生素 B_1、维生素 B_2、维生素 E，这些维生素对缓解焦虑、改善睡眠具有一定的作用。

（5）矿物质。大豆中含有丰富的钙，是极好的钙的膳食来源。此外，大豆中还含有磷、钾、铁等矿物质。

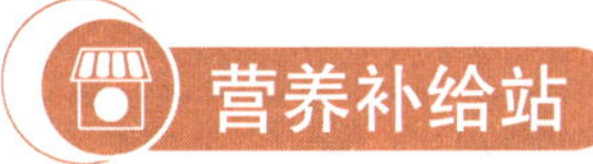

大豆中特有的营养素

（1）异黄酮。异黄酮具有雌激素活性，在人体内雌激素活性强的情况下，异黄酮能起到抗雌激素的作用；当雌激素水平下降时，异黄酮能起到替代雌激素的作用。此外，异黄酮能够阻碍癌细胞的生长和扩散，阻止氧自由基的生成，降低患癌风险。

（2）卵磷脂。卵磷脂可促进脂肪代谢，调节血脂，预防高脂血症（指人体内血液中脂类浓度过高的疾病）、冠心病等慢性疾病。此外，卵磷脂对改善大脑功能也有重要作用，能提高记忆力，预防阿尔茨海默病（指一种因年老导致脑组织退化的疾病，表现为智力衰退、记忆障碍、言行失常、性格改变等）。

（3）低聚糖。低聚糖可以改善肠道生态环境，具有预防便秘、抑制肠道有害菌繁殖、提高人体免疫力等功效。

（4）皂苷。皂苷具有调节血脂、提高免疫力、抑制肿瘤生长等功效。

2. 杂豆的营养特点

杂豆是除大豆外所有豆类的总称，包括豌豆、蚕豆、绿豆（见图2-3）等。杂豆中碳水化合物的含量比大豆高，因此杂豆常被当作主食食用；蛋白质的含量比大豆低，但所含必需氨基酸的种类和比例与大豆相似；脂肪的含量较低。此外，杂豆富含B族维生素，钙、磷、铁、钾、镁等矿物质。

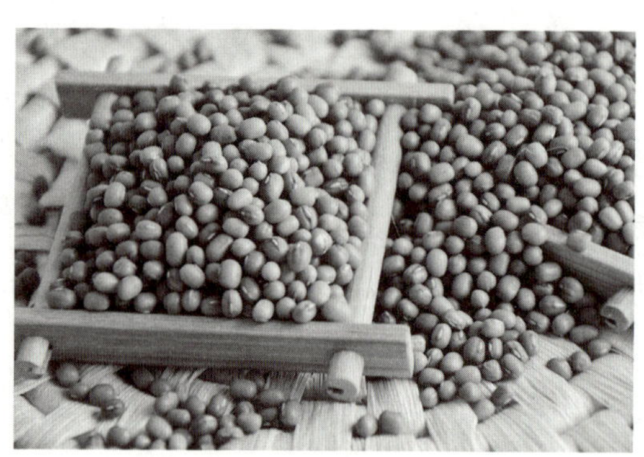

图 2-3　绿豆

3. 豆类的营养素含量

常见豆类中各营养素的含量如表 2-2 所示。

表 2-2　常见豆类中各营养素的含量（以每 100 g 可食部计）

营养素		食物名称							
		黄豆	绿豆（干）	赤小豆（干）	芸豆（干、红）	蚕豆（干）	扁豆（干）	豇豆（干）	豌豆（干）
蛋白质/g		35	21.6	20.2	21.4	21.6	25.3	19.3	20.3
脂肪/g		16	0.8	0.6	1.3	1	0.4	1.2	1.1
碳水化合物/g		34.2	62	63.4	62.5	61.5	61.9	65.6	65.8
维生素	总维生素 A/μgRAE	18	11	7	15	—	3	5	21
	烟酸/mg	2.1	2	2	2	1.9	2.6	1.9	2.4
	维生素 C/mg	—	—	—	—	2	—	—	—
	总维生素 E/mg	18.9	10.95	14.36	7.74	1.6	1.86	8.61	8.47
矿物质	钙/mg	191	81	74	176	31	137	40	97
	磷/mg	465	337	305	218	418	218	344	259
	钾/mg	1 503	787	860	1 215	1 117	439	737	823
	钠/mg	2.2	3.2	2.2	0.6	86	2.3	6.8	9.7
	镁/mg	199	125	138	164	57	92	36	118
	铁/mg	8.2	6.5	7.4	5.4	8.2	19.2	7.1	4.9
	锌/mg	3.34	2.18	2.2	2.07	3.42	1.9	3.04	2.35
水/g		10.2	12.3	12.6	11.1	13.2	9.9	10.9	10.4

（二）豆制品的营养价值

根据加工工艺的不同，豆制品可分为发酵豆制品和非发酵豆制品。

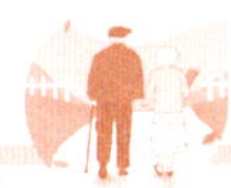

1．发酵豆制品的营养特点

发酵豆制品是以大豆为原料，经微生物发酵而成的食品，包括豆酱、腐乳（见图 2-4）、豆豉、纳豆等。发酵可以使大豆中许多难被人体消化吸收的物质转变成易于被人体消化吸收的营养物质，提高大豆中维生素、矿物质和异黄酮的生物利用率。此外，大豆中的蛋白质在发酵过程中会被水解成氨基酸或多肽，产生浓郁的香味。

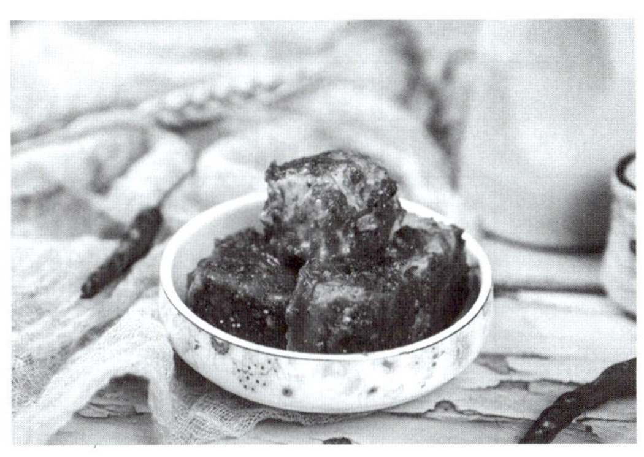

图 2-4　腐乳

2．非发酵豆制品的营养特点

非发酵豆制品是以大豆和水为主要原料，经过制浆、调味等加工工艺制成的食品，包括豆浆、豆腐和腐竹等。非发酵豆制品的营养价值主要取决于豆制品中的含水量，一般来说，含水量越高，营养价值越低。例如，在各种常见的非发酵豆制品中，相同重量下，营养价值由低到高分别为豆浆、南豆腐、北豆腐、豆腐干、千张（见图 2-5）、腐竹等。

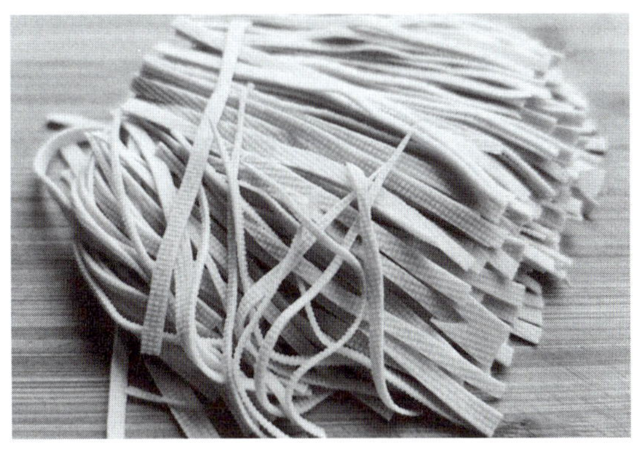

图 2-5　千张

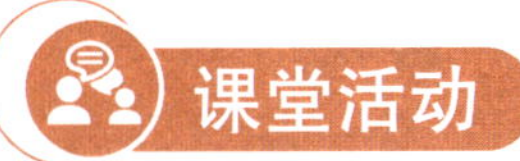

课堂活动

讨论：为什么吃豆制品比直接吃大豆好？

3．豆制品的营养素含量

常见豆制品中各营养素的含量如表 2-3 所示。

表 2-3　常见豆制品中各营养素的含量（以每 100 g 可食部计）

营养素		食物名称							
		豆浆粉	豆腐	豆浆	豆腐丝	腐竹	千张	香干	豆腐皮
蛋白质/g		19.7	6.6	3	21.5	44.6	24.5	15.8	51.6
脂肪/g		9.4	5.3	1.6	10.5	21.7	16	7.8	23
碳水化合物/g		66.8	3.4	1.2	6.2	22.3	5.5	5.1	12.5
维生素	总维生素 A/μgRAE	—	—	—	3	—	3	3	23
	烟酸/mg	0.7	0.21	0.14	0.5	0.8	0.2	0.3	0.91
	总维生素 E/mg	17.99	5.79	1.06	9.76	27.84	23.38	15.85	46.55
矿物质	钙/mg	101	78	5	204	77	313	299	239
	磷/mg	253	82	42	220	284	309	219	494
	钾/mg	771	118	117	74	553	94	99	877
	钠/mg	26.4	5.6	3.7	20.6	26.5	20.6	234.1	7.4
	镁/mg	122	41	15	127	71	80	88	179
	铁/mg	3.7	1.2	0.4	9.1	16.5	6.4	5.7	11.7
	锌/mg	1.77	0.57	0.28	2.04	3.69	2.52	1.59	4.08
水/g		1.5	83.8	93.8	58.4	7.9	52	69.2	9.4

三、坚果的营养价值

坚果指具有坚硬外壳的植物种子的可食用部分，包括核桃、板栗、开心果（见图 2-6）、夏威夷果、榛子等。坚果是我国居民膳食脂肪的优质来源。

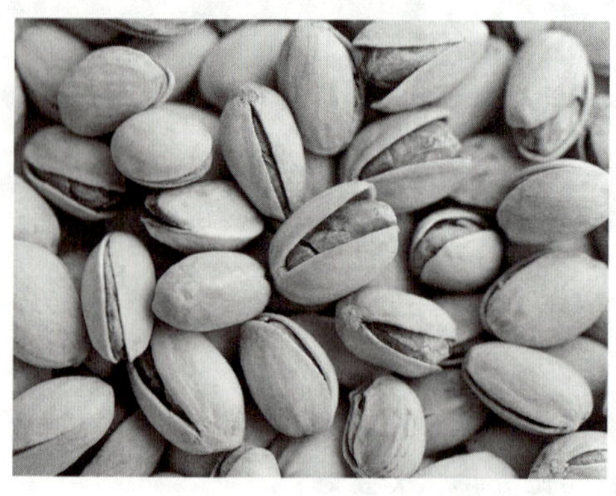

图 2-6　开心果

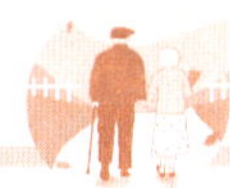

（一）坚果的营养特点

（1）脂类。坚果中脂肪的含量较高，如夏威夷果和碧根果中脂肪的含量在 70%以上，松子仁、榛子和核桃中脂肪的含量在 50%以上。坚果中的脂肪富含不饱和脂肪酸。适量食用坚果，有利于降低胆固醇，预防心血管疾病。

（2）蛋白质。坚果是植物性蛋白质的重要膳食来源，其蛋白质的含量一般为 12%～25%。南瓜子（见图 2-7）中蛋白质的含量高达 36%，远超其他坚果。

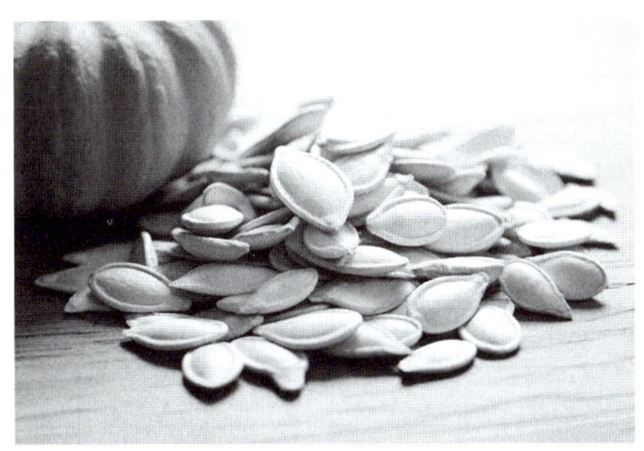

图 2-7　南瓜子

（3）维生素。坚果中含有丰富的 B 族维生素和维生素 E。由于维生素在高温下易遭破坏，因此，若食用坚果，最好不要选油炸或过度烤制的坚果。

（4）矿物质。坚果中富含钙、钾、镁、锌等矿物质。例如，每 100 g 黑芝麻中含 780 mg 钙，每 100 g 榛子（干）中含 1 244 mg 钾，每 100 g 熟腰果（见图 2-8）中含 595 mg 镁，每 100 g 生松子含 9.02 mg 锌。

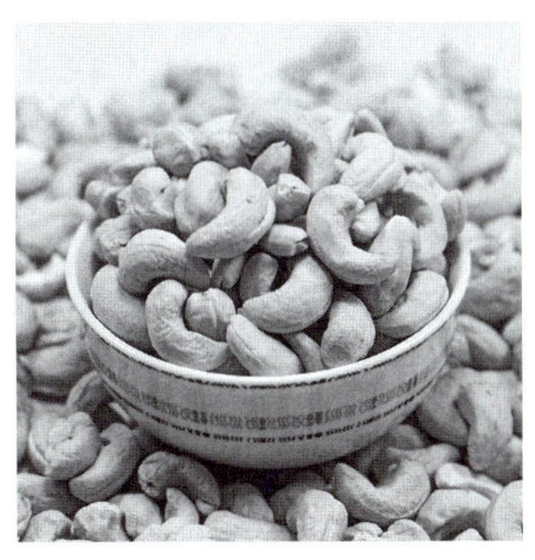

图 2-8　熟腰果

（二）坚果的营养素含量

常见坚果中各营养素的含量如表 2-4 所示。

表 2-4　常见坚果中各营养素的含量（以每 100 g 可食部计）

营养素		食物名称							
		核桃（干）	板栗（干）	松子（炒）	杏仁（炒）	榛子（干）	开心果（熟）	花生（炒）	葵花子（炒、咸）
蛋白质/g		14.9	5.3	14.1	25.7	20	20.6	21.7	22.6
脂肪/g		58.8	1.7	58.5	51	44.8	53	48	52.8
碳水化合物/g		19.1	78.4	21.4	18.7	24.3	21.9	23.8	17.3
维生素	总维生素 A/μgRAE	3	3	3	8	4	—	5	3
	烟酸/mg	0.9	0.8	3.8	2.5	2.5	1.1	18.9	4.8
	维生素 C/mg	1	25	Tr	—	Tr	—	Tr	Tr
	总维生素 E/mg	43.21	11.45	25.2	—	36.43	19.36	12.94	26.46
矿物质	钙/mg	56	—	161	141	104	108	47	72
	磷/mg	294	—	227	202	422	468	326	564
	钾/mg	385	—	612	—	1 244	735	563	491
	钠/mg	6.4	8.5	3	—	4.7	756.4	34.8	1 322
	镁/mg	131	56	186	—	420	118	171	267
	铁/mg	2.7	1.2	5.2	3.9	6.4	4.4	1.5	6.1
	锌/mg	2.17	1.32	5.49	—	5.83	3.11	2.03	5.91
水/g		5.2	13.4	3.6	2.1	7.4	0.8	4.1	2

四、蔬菜、水果的营养价值

蔬菜和水果是人类膳食的重要组成部分，也是人体所需维生素和矿物质的主要膳食来源。

（一）蔬菜的营养价值

蔬菜的营养价值比较高，且能量较低，多吃蔬菜，有助于保持肠道功能正常、降低慢性疾病的发生风险。

1．蔬菜的营养特点

（1）维生素。新鲜蔬菜富含多种维生素，主要有维生素 C、维生素 B_1、维生素 B_2 和叶酸。需要注意的是，蔬菜中维生素的含量一般与蔬菜的鲜嫩程度和颜色等有关。例如，一般来说，刚采摘的蔬菜中维生素的含量比放置一段时间的蔬菜的高，深色叶菜中维生素的含量比浅色叶菜的高。

（2）矿物质。新鲜蔬菜中富含钙、钾、铁、磷等矿物质。例如，荠菜、苋菜、茴香等富

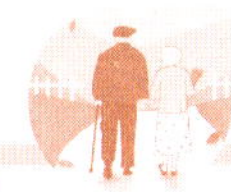

含钙，芥蓝、菠菜等富含钾。需要注意的是，某些蔬菜（如菠菜、苋菜、竹笋）中含有较多影响人体对钙、锌等矿物质消化吸收的草酸，长期摄入大量草酸有可能引发肾结石。因此，烹调草酸含量较高的蔬菜时，可先对其进行焯水处理，以降低草酸的含量。

（3）碳水化合物。新鲜蔬菜中含有种类丰富的碳水化合物。例如，胡萝卜、南瓜、西红柿等含有较多的单糖和双糖，土豆、芋头、红薯等含有较多的淀粉，菠菜、芹菜、白菜等含有较多的纤维素和半纤维素。

2. 蔬菜的营养素含量

常见蔬菜中各营养素的含量如表 2-5 所示。

表 2-5 常见蔬菜中各营养素的含量（以每 100 g 可食部计）

营养素		食物名称							
		白萝卜（圆）	豆角	绿豆芽	茄子（绿皮）	青椒	韭菜	菠菜（鲜）	山药（鲜）
蛋白质/g		0.7	2.5	1.7	1	0.8	2.4	2.6	1.9
脂肪/g		0.2	0.2	0.1	0.6	0.3	0.4	0.3	0.2
碳水化合物/g		3.6	6.7	2.6	5.2	5.2	4.5	4.5	12.4
维生素	总维生素 A/μgRAE	Tr	17	1	10	8	133	243	3
	烟酸/mg	0.31	0.9	0.35	0.6	0.62	0.86	0.6	0.3
	维生素 C/mg	16	18	4	7	59	2	32	5
	总维生素 E/mg	Tr	2.24	Tr	0.55	0.38	0.57	1.74	0.24
矿物质	钙/mg	25	29	14	12	11	44	66	16
	磷/mg	31	55	19	26	20	45	47	34
	钾/mg	14	207	32	162	154	241	311	213
	钠/mg	117.5	3.4	25.8	6.8	7	5.8	85.2	18.6
	镁/mg	9	35	18	13	15	24	58	20
	铁/mg	0.3	1.5	0.3	0.1	0.3	0.7	2.9	0.3
	锌/mg	0.12	0.54	0.2	0.24	0.21	0.25	0.85	0.27
水/g		94.8	90	95.3	92.8	93.4	92	91.2	84.8

（二）水果的营养价值

新鲜水果中富含多种膳食纤维、维生素、矿物质等，在维持人体正常生理功能、防治疾病等方面具有重要作用。

1. 水果的营养特点

（1）碳水化合物。新鲜水果中所含的碳水化合物主要为蔗糖、葡萄糖和果糖。其中，蔗糖含量较高的水果有梨、杧果等，葡萄糖、果糖含量较高的水果有荔枝、苹果等。食用过多水果，容易导致血糖升高。

（2）维生素。新鲜水果富含维生素 C，适量食用，可提高免疫力，防治感冒。维生素 C 含量较高的水果有猕猴桃、鲜枣、草莓、金橘等。

（3）矿物质。新鲜水果富含钙、钾、镁、铁、铜等矿物质。例如，鲜枣、香蕉、樱桃（见图 2-9）富含钾，适量食用，对降低血压有一定的作用。

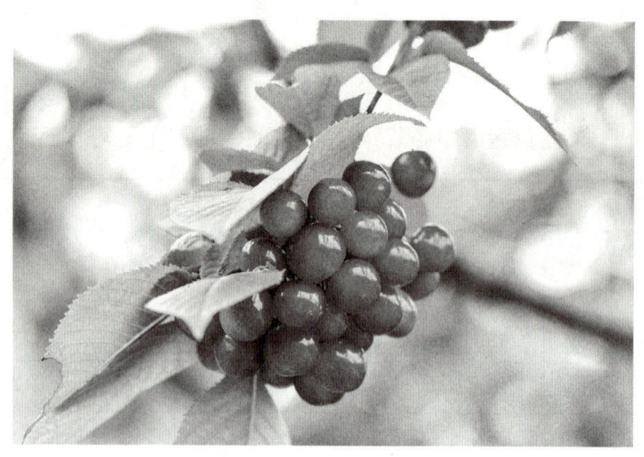

图 2-9　樱桃

课堂活动

讨论：老年人怕凉，将水果加热后食用是否更有益于健康？

2. 水果的营养素含量

常见水果中各营养素的含量如表 2-6 所示。

表 2-6　常见水果中各营养素的含量（以每 100 g 可食部计）

<table>
<tr><th colspan="2" rowspan="2">营养素</th><th colspan="7">食物名称</th></tr>
<tr><th>苹果</th><th>梨</th><th>桃</th><th>鲜枣</th><th>葡萄</th><th>橙</th><th>西瓜</th></tr>
<tr><td colspan="2">蛋白质/g</td><td>0.4</td><td>0.3</td><td>0.6</td><td>1.1</td><td>0.4</td><td>0.8</td><td>0.5</td></tr>
<tr><td colspan="2">脂肪/g</td><td>0.2</td><td>0.1</td><td>0.1</td><td>0.3</td><td>0.3</td><td>0.2</td><td>0.3</td></tr>
<tr><td colspan="2">碳水化合物/g</td><td>13.7</td><td>13.1</td><td>10.1</td><td>30.5</td><td>10.3</td><td>11.1</td><td>6.8</td></tr>
<tr><td rowspan="4">维生素</td><td>总维生素 A/μgRAE</td><td>4</td><td>2</td><td>2</td><td>20</td><td>3</td><td>13</td><td>14</td></tr>
<tr><td>烟酸/mg</td><td>0.2</td><td>0.2</td><td>0.3</td><td>0.9</td><td>0.25</td><td>0.3</td><td>0.3</td></tr>
<tr><td>维生素 C/mg</td><td>3</td><td>5</td><td>10</td><td>243</td><td>4</td><td>33</td><td>5.7</td></tr>
<tr><td>总维生素 E/mg</td><td>0.43</td><td>0.46</td><td>0.71</td><td>0.78</td><td>0.86</td><td>0.56</td><td>0.11</td></tr>
</table>

续表

营养素		食物名称						
		苹果	梨	桃	鲜枣	葡萄	橙	西瓜
矿物质	钙/mg	4	7	6	22	9	20	7
	磷/mg	7	14	11	23	13	22	12
	钾/mg	83	85	127	375	127	159	97
	钠/mg	1.3	1.7	1.7	1.2	1.9	1.2	3.3
	镁/mg	4	8	8	25	7	14	14
	铁/mg	0.3	0.4	0.3	1.2	0.4	0.4	0.4
	锌/mg	0.04	0.1	0.14	1.52	0.16	0.14	0.09
水/g		86.1	85.9	88.9	67.4	88.5	87.4	92.3

任务实施

分析植物性食物的营养价值

任务描述：

为保证营养全面，某养老院每天早上会为老年人提供不同种类的食物，如燕麦粥、豆浆、豆腐脑、核桃杏仁露、蔬菜沙拉、橙汁等。以小组为单位，讨论上述食物的主要原料（部分食物的主要原料可自行设定）并分析其营养价值，最后将分析结果填入表 2-7 中。

表 2-7　分析结果

食物名称	主要原料	营养价值
燕麦粥		
豆浆		
豆腐脑		
核桃杏仁露		
蔬菜沙拉		
橙汁		

任务要求：

（1）学生自由分组，每组 4～6 人，从中选出一名组长。

（2）小组成员结合所学知识，讨论并分析任务描述中各种食物的主要原料和营养价值，组长将分析结果填入表 2-7 中。

（3）各小组选出一人讲解本组的分析结果，并解答教师和其他小组提出的问题。

任务评价：

教师根据各小组的完成情况，按表 2-8 为各小组打分。

表 2-8 任务评价表

评价内容	分值	教师评分
积极、认真地参与任务实施活动	10	
能够完整地列出任务描述中各种食物的主要原料	30	
能够准确分析出任务描述中各种食物的营养价值	30	
能够正确回答教师和其他小组提出的问题	30	
合计	100	

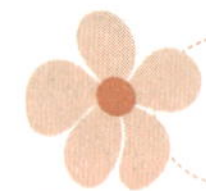

任务二 动物性食物的营养价值认知

情境导入

李爷爷是一名清淡饮食的拥护者。他退休后，就十分注重养生，每天几乎不吃肉。尽管他已经快 70 岁了，但并没有出现高血脂、高血糖、高血压（一种以动脉血压升高为主要表现的疾病）等问题，李爷爷觉得这都是自己不怎么吃肉的原因。

最近一段时间，一向身体不错的李爷爷爬楼却越来越力不从心。两天前的清晨，李爷爷在小区里跑步时，甚至因下肢无力不小心摔倒在地，并且无法起身。周围的人连忙将李爷爷送到医院。

医生对李爷爷进行了详细检查，最终确诊李爷爷为髋关节骨折。医生告诉李爷爷，导致他骨折的原因是他长期蛋白质摄入不足，患上了肌肉减少症。医生还建议李爷爷每餐应摄入充足的动物性食物，以增强肌肉力量。

思考：

常见的动物性食物包括哪些？各有什么营养价值？

一、畜肉、禽肉及水产品的营养价值

畜肉指常见家畜（如猪、牛、羊、驴、马等）的肌肉和内脏。禽肉指常见家禽（如鸡、鸭、鹅、鸽、鹌鹑等）的肌肉和内脏。水产品即从水中获得的食物，此处主要指水产动物性

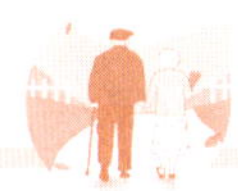

食物，包括鱼类、虾类、蟹类和贝类等。畜肉、禽肉及水产品是人体所需优质蛋白质和多种矿物质的主要食物来源，是平衡膳食的重要组成部分。

（一）畜肉的营养价值

1. 畜肉的营养特点

（1）蛋白质。畜肉中蛋白质的含量为10%～20%。畜肉中的蛋白质主要分布在肌肉组织中。其中，猪肉中蛋白质的含量为15%左右，部分牛肉、羊肉中蛋白质的含量可达20%。畜肉中所含的蛋白质为完全蛋白质，营养价值较高。

（2）脂类。畜肉中脂肪的含量一般为10%～36%。其中，猪肉中的脂肪含量较高，驴肉中的脂肪含量较低。畜肉中的脂肪富含饱和脂肪酸，摄入过多畜肉脂肪会引起肥胖，还会增加患冠心病、脑卒中等疾病的风险。

营养小贴士

脑卒中指因脑血管阻塞或破裂引起的脑血流循环障碍和脑组织功能或结构损害的疾病。

（3）碳水化合物。畜肉中的碳水化合物主要以糖原的形式存在于肌肉和肝脏中，且含量极少。

营养小贴士

糖原又称动物淀粉，是由多个葡萄糖分子组成的多糖。存在于肌肉中的糖原为肌糖原，主要为肌肉运动供能；存在于肝脏中的糖原为肝糖原，可有效维持人体正常的血糖水平。

（4）维生素。畜肉中的维生素以B族维生素和维生素A为主。一般来说，肝脏中维生素的含量比肌肉中的多，肝脏中维生素A的含量尤其丰富。

（5）矿物质。畜肉中的矿物质包括钙、磷、铁等，含量为0.8%～1.2%。其中，铁多以血红素铁的形式存在。畜肉不同部位的矿物质含量存在差异，一般来说，内脏中矿物质的含量较高。

2. 畜肉的营养素含量

常见畜肉中各营养素的含量如表2-9所示。

表 2-9　常见畜肉中各营养素的含量（以每 100 g 可食部计）

营养素		食物名称						
		猪肉	猪肝	牛肉	牦牛肉	羊肉	驴肉（瘦）	马肉
蛋白质/g		15.1	19.2	20	23.1	18.5	21.5	20.1
脂肪/g		30.1	4.7	8.7	1.4	6.5	3.2	4.6
碳水化合物/g		0	1.8	0.5	3.4	1.6	0.4	0.1
维生素	总维生素 A/μgRAE	15	6 502	3	1	8	72	28
	烟酸/mg	4.1	10.11	4.15	4.44	4.41	2.5	2.2
	维生素 C/mg	Tr	20	Tr	Tr	Tr	Tr	Tr
	总维生素 E/mg	0.67	Tr	0.68	0.68	0.48	2.76	1.42
矿物质	钙/mg	6	6	5	28	16	2	5
	磷/mg	121	243	182	208	161	178	367
	钾/mg	218	235	212	37	300	325	526
	钠/mg	56.8	68.6	64.1	25.8	89.9	46.9	115.8
	镁/mg	16	24	22	26	23	7	41
	铁/mg	1.3	23.2	1.8	3.6	3.9	4.3	5.1
	锌/mg	1.78	3.68	4.7	3.45	3.52	4.26	12.26
水/g		54.9	72.6	69.8	70.9	72.5	73.8	74.1

（二）禽肉的营养价值

1. 禽肉的营养特点

（1）蛋白质。禽肉中蛋白质的含量为 16%～20%。鸡肉、鸭肉和鹅肉这三种常见禽肉中，鸡肉的蛋白质含量较高，鸭肉的蛋白质含量较低。

（2）脂类。禽肉中脂肪的含量相对较低，一般为 9%～14%，且禽肉脂肪中不饱和脂肪酸的含量较高，营养价值优于畜肉。

（3）维生素。禽肉中的维生素以 B 族维生素和维生素 A 为主。

（4）矿物质。禽肉中的矿物质包括铁、锌、硒等。

2. 禽肉的营养素含量

常见禽肉中各营养素的含量如表 2-10 所示。

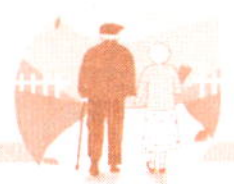

表 2-10　常见禽肉中各营养素的含量（以每 100 g 可食部计）

营养素		食物名称							
		鸡	鸡肝	鸭	鸭肝	鹅	鹅肝	鸽	鹌鹑
蛋白质/g		20.3	16.6	15.5	14.5	17.9	15.2	16.5	20.2
脂肪/g		6.7	4.8	19.7	7.5	19.9	3.4	14.2	3.1
碳水化合物/g		0.9	2.8	0.2	0.5	0	9.3	1.7	0.2
维生素	总维生素 A/μgRAE	92	10 414	52	1 040	42	6 100	53	40
	烟酸/mg	7.54	11.9	4.2	6.9	4.9	—	6.9	6.3
	维生素 C/mg	Tr	—	Tr	18	Tr	—	Tr	Tr
	总维生素 E/mg	1.34	1.88	0.27	1.41	0.22	0.29	0.99	0.44
矿物质	钙/mg	13	7	6	18	4	2	30	48
	磷/mg	166	263	122	283	144	216	136	179
	钾/mg	249	222	191	230	232	336	334	204
	钠/mg	62.8	92	69	87.2	58.8	70.2	63.6	48.4
	镁/mg	22	16	14	18	18	11	27	20
	铁/mg	1.8	12	2.2	23.1	3.8	7.8	3.8	2.3
	锌/mg	1.46	2.4	1.33	3.08	1.36	3.56	0.82	1.19
水/g		70.5	74.4	63.9	76.3	61.4	70.7	66.6	75.1

（三）水产品的营养价值

1. 水产品的营养特点

（1）蛋白质。水产品中蛋白质的含量为 15%～22%，其所含必需氨基酸的种类较多、比例适当，是人类膳食动物性蛋白质的重要来源。

（2）脂类。水产品中脂肪的含量相对较低，一般为 1%～10%。水产品中的脂肪多含营养价值较高的不饱和脂肪酸。

（3）碳水化合物。水产品中碳水化合物的含量较低，一般低于 5%。其中，海蜇头（见图 2-10）、牡蛎等水产品中碳水化合物的含量相对较高。

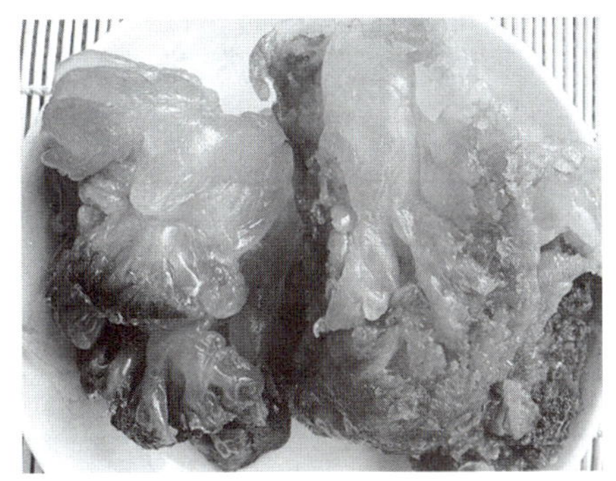

图 2-10　海蜇头

（4）维生素。水产品中富含多种维生素，包括B族维生素、维生素A、维生素D、维生素E。不同水产品中维生素的含量不同。例如，鱼类中维生素A和维生素D的含量较高，贝类中维生素E的含量较高。

（5）矿物质。水产品中富含多种矿物质，包括钙、钾、钠、铁、锌、碘等。例如，虾皮中钙的含量较高，牡蛎、扇贝（见图2-11）中锌的含量较高，河蚌和田螺中铁的含量较高。

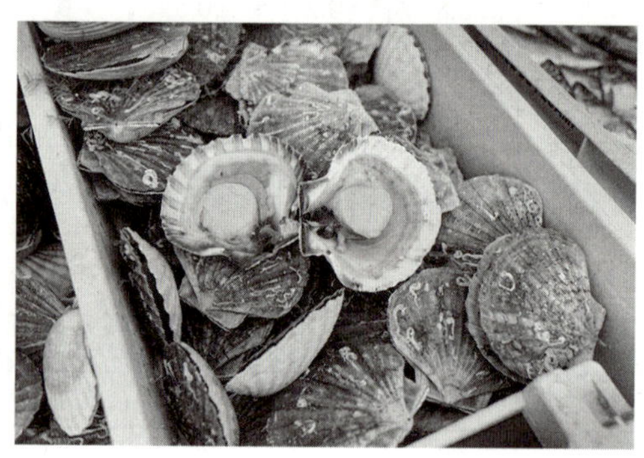

图2-11　扇贝

2. 水产品的营养素含量

常见水产品中各营养素的含量如表2-11所示。

表2-11　常见水产品中各营养素的含量（以每100 g可食部计）

营养素		食物名称						
		草鱼	鳕鱼	龙虾	河蟹	生蚝	扇贝（鲜）	鱿鱼（鲜）
蛋白质/g		16.6	20.4	18.9	17.5	10.9	11.1	17.4
脂肪/g		5.2	0.5	1.1	2.6	1.5	0.6	1.6
碳水化合物/g		0	0.5	1	2.3	0	2.6	0
维生素	总维生素A/μgRAE	11	14	Tr	389	—	—	35
	烟酸/mg	2.8	2.7	4.3	1.7	1.5	0.2	1.6
	总维生素E/mg	2.03	—	3.58	6.09	0.13	11.85	1.68
矿物质	钙/mg	38	42	21	126	35	142	44
	磷/mg	203	232	221	182	100	132	19
	钾/mg	312	321	257	181	375	122	290
	钠/mg	46	130.3	190	193.5	270	339	110
	镁/mg	31	84	22	23	10	39	42
	铁/mg	0.8	0.5	1.3	2.9	5	7.2	0.9
	锌/mg	0.87	0.86	2.79	3.68	71.2	11.69	2.38
水/g		77.3	77.4	77.6	75.8	87.1	84.2	80.4

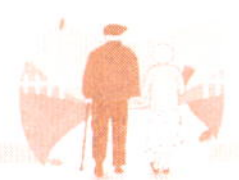

二、蛋类及蛋制品的营养价值

常见的蛋类包括鸡蛋、鸭蛋、鹅蛋、鹌鹑蛋等。蛋制品多指以鸡蛋、鸭蛋、鹅蛋或其他禽蛋为主要原料，经过加工而制成的食品，如松花蛋（见图2-12）、咸鸭蛋等。

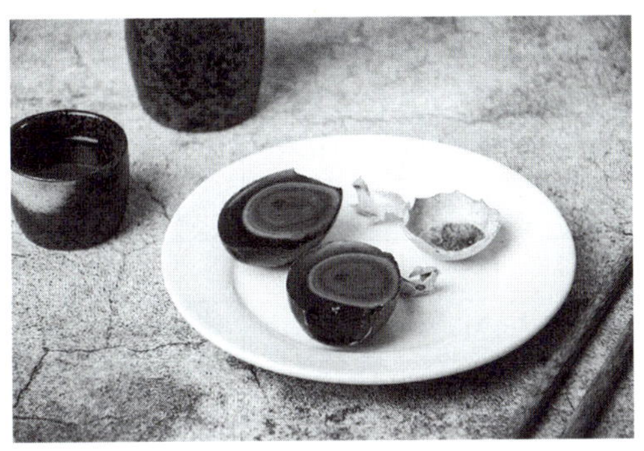

图2-12　松花蛋

（一）蛋类的营养价值

1. 蛋类的营养特点

不同蛋类的营养特点稍有差异，但总体差别不大。下面以鸡蛋为例，介绍蛋类的营养特点。

（1）蛋白质。鸡蛋中蛋白质的含量在13%左右，其所含必需氨基酸的种类齐全、比例适当，营养价值较高。

（2）脂类。鸡蛋中的脂类主要集中在蛋黄中。鸡蛋中的脂肪多含不饱和脂肪酸，且磷脂和胆固醇的含量较高，高胆固醇血症患者不宜食用过量蛋黄。

（3）维生素。鸡蛋中富含多种维生素，包括B族维生素、维生素A、维生素D、维生素E，这些维生素多存在于蛋黄中。

（4）矿物质。鸡蛋中富含多种矿物质，包括钙、磷、铁、锌、硒等。其中，钙主要以碳酸钙的形式存在于蛋壳中，其他矿物质主要存在于蛋黄中。

2. 蛋类的营养素含量

常见蛋类中各营养素的含量如表2-12所示。

表2-12　常见蛋类中各营养素的含量（以每100 g可食部计）

营养素	食物名称						
	鸡蛋（白皮）	鸡蛋（红皮）	鸡蛋白	鸡蛋黄	鸭蛋	鹅蛋	鹌鹑蛋
蛋白质/g	12.7	12.2	11.6	15.2	12.6	11.1	12.8
脂肪/g	9	10.5	0.1	28.2	13	15.6	11.1
碳水化合物/g	1.5	0	3.1	3.4	3.1	2.8	2.1

续表

营养素		食物名称						
		鸡蛋（白皮）	鸡蛋（红皮）	鸡蛋白	鸡蛋黄	鸭蛋	鹅蛋	鹌鹑蛋
维生素	总维生素 A/μgRAE	310	—	—	438	261	192	337
	烟酸/mg	0.2	—	0.2	0.1	0.2	0.4	0.1
	总维生素 E/mg	1.23	0.84	0.01	5.06	4.98	4.5	3.08
矿物质	钙/mg	48	44	9	112	62	34	47
	磷/mg	176	182	18	240	226	130	180
	钾/mg	98	121	132	95	135	74	138
	钠/mg	94.7	125.7	79.4	54.9	106	90.6	106.6
	镁/mg	14	11	15	41	13	12	11
	铁/mg	2	1	1.6	6.5	2.9	4.1	3.2
	锌/mg	1	0.38	0.02	3.79	1.67	1.43	1.61
水/g		75.8	77.1	84.4	51.5	70.3	69.3	73

（二）蛋制品的营养价值

1．蛋制品的营养特点

蛋制品的营养特点受加工处理方式的影响较大。例如，鲜蛋经碱渍、包覆、晾晒、陈化等工艺制成松花蛋后，水分减少，蛋白质的含量稍有增加，矿物质的含量明显增加，B 族维生素在碱的作用下全部被破坏；鲜蛋经碱渍、陈化等工艺制成咸蛋后，水分减少，脂肪、碳水化合物、矿物质的含量有所增加，蛋白质可能由于部分渗出而含量减少。

2．蛋制品的营养素含量

常见蛋制品中各营养素的含量如表 2-13 所示。

表 2-13　常见蛋制品中各营养素的含量（以每 100 g 可食部计）

营养素		食物名称						
		鸡蛋粉	鸡蛋黄粉	松花蛋（鸡蛋）	毛蛋	松花蛋（鸭蛋）	咸鸭蛋（生）	鹌鹑蛋（五香罐头）
蛋白质/g		43.4	31.6	14.8	14.2	14.2	12.7	11.6
脂肪/g		36.2	55.1	10.6	13.2	10.7	12.7	11.7
碳水化合物/g		11.3	5.3	5.8	0	4.5	6.3	0
维生素	总维生素 A/μgRAE	525	776	310	161	215	134	98
	烟酸/mg	—	—	0.2	0.87	0.1	0.1	0.3
	总维生素 E/mg	11.56	14.43	1.06	1.49	3.05	6.25	5.34

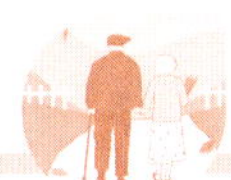

续表

营养素		食物名称						
		鸡蛋粉	鸡蛋黄粉	松花蛋（鸡蛋）	毛蛋	松花蛋（鸭蛋）	咸鸭蛋（生）	鹌鹑蛋（五香罐头）
矿物质	钙/mg	954	266	26	204	63	118	157
	磷/mg	780	905	263	155	165	231	209
	钾/mg	357	103	148	66	152	184	41
	钠/mg	393.2	89.8	—	75.8	542.7	2 706.1	711.5
	镁/mg	46	22	8	—	13	30	8
	铁/mg	10.5	10.6	3.9	1.8	3.3	3.6	2.6
	锌/mg	5.95	6.66	2.73	1.64	1.48	1.74	1.43
水/g		2.5	4.6	66.4	72.3	68.4	61.3	74.4

三、奶类及奶制品的营养价值

奶类指哺乳动物的乳汁，常见的有牛奶、羊奶、马奶等。奶制品指奶类经浓缩、发酵等工艺制成的产品，市场上常见的奶制品有奶粉、酸奶、奶酪（见图 2-13）、奶油等。

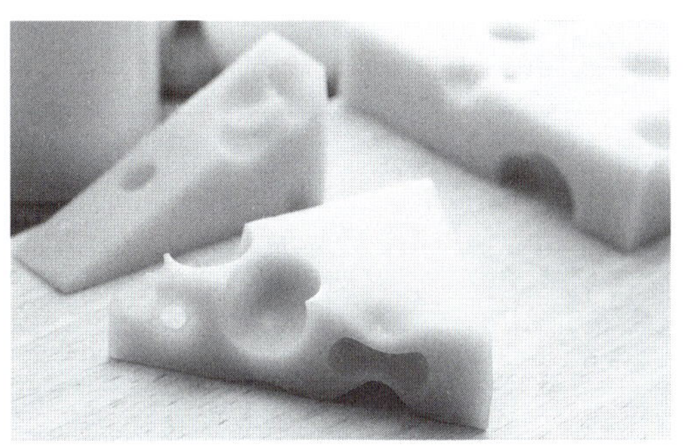

图 2-13　奶酪

（一）奶类的营养价值

1. 奶类的营养特点

奶类含有人体所需的大部分营养素，具有很高的营养价值。市场上的奶类以牛奶为主，下面以牛奶为例，介绍奶类的营养特点。

中国居民“加奶”核心信息十条

（1）蛋白质。牛奶中的蛋白质属于优质蛋白质，其含量在 3%左右。

（2）脂类。牛奶中的脂肪以微粒状脂肪球的形式分散在乳浆中，有利于人体消化吸收。此外，牛奶中还含有少量的磷脂和胆固醇。

（3）碳水化合物。牛奶中的碳水化合物主要是乳糖。乳糖在人体内有调节胃酸、促进肠道蠕动和乳酸菌繁殖的作用。

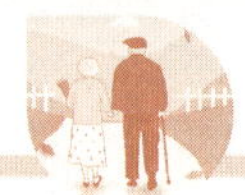

乳糖不耐受者应少量多次饮用牛奶，并避免空腹饮用，以免出现腹胀、腹痛、腹泻等症状。

（4）维生素。牛奶中含有人体所需的大部分维生素，如 B 族维生素、维生素 A、维生素 D、维生素 E 等。

（5）矿物质。牛奶中含有丰富的矿物质，包括钙、磷、镁、铁、锌等。牛奶中的钙含量较高，是钙的优质膳食来源。

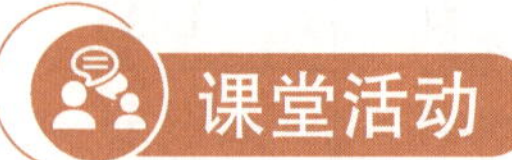

很多老年人在早餐时会喝牛奶和豆浆。请同学们讨论：牛奶和豆浆的营养特点有什么不同？

2．奶类的营养素含量

常见奶类中各营养素的含量如表 2-14 所示。

表 2-14　常见奶类中各营养素的含量（以每 100 g 可食部计）

营养素		食物名称						
		纯牛奶（全脂）	纯牛奶（低脂）	纯牛奶（脱脂）	鲜牛奶（全脂）	羊奶	鲜驴奶	鲜驼奶
蛋白质/g		3.3	3.5	3.5	3.4	1.5	0.4	3.7
脂肪/g		3.6	1.5	0.3	3.7	3.5	0.6	3.5
碳水化合物/g		4.9	4.8	4.6	5.1	5.4	6.5	6.5
维生素	总维生素 A/μgRAE	54	45	37	73	84	Tr	65
	烟酸/mg	0.11	0.07	0.07	—	2.1	—	—
	总维生素 E/mg	0.13	0.07	0.05	0.11	0.19	0	0
矿物质	钙/mg	107	111	116	113	82	79	50
	磷/mg	90	106	98	103	98	37	60
	钾/mg	180	232	200	127	135	68	175
	钠/mg	63.7	80.1	127.3	120.3	20.6	23.9	55.9
	镁/mg	11	10	12	12	—	10	10
	铁/mg	0.3	0.2	0.3	0.3	0.5	0	0.1
	锌/mg	0.28	0.2	0.28	0.24	0.29	0.21	0.51
水/g		87.6	89.4	91	87.1	88.9	92.1	85.4

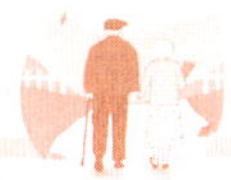

（二）奶制品的营养价值

1．奶制品的营养特点

奶制品的营养特点与加工方式有很大关系。例如，奶粉是牛奶经过杀菌、浓缩、干燥等工艺制成的，较好地保留了牛奶的营养成分；酸奶是牛奶经过发酵制成的，其 B 族维生素的含量较高；奶酪是牛奶经过发酵、浓缩制成的，其蛋白质、脂肪、钙、维生素 A 等营养素的含量较高；奶油是牛奶经过搅拌、离心、加盐、压炼等工艺制成的，其脂肪的含量较高。

2．奶制品的营养素含量

常见奶制品中各营养素的含量如表 2-15 所示。

表 2-15　常见奶制品中各营养素的含量（以每 100 g 可食部计）

营养素		食物名称							
		全脂奶粉	酸奶	奶酪	奶豆腐（鲜）	酸奶疙瘩（新鲜）	奶油	黄油	奶皮子
蛋白质/g		19.9	2.8	25.7	46.2	18.6	0.7	1.4	12.2
脂肪/g		22.3	2.6	23.5	7.8	16.8	97	98	42.9
碳水化合物/g		50.5	12.9	3.5	12.5	12.4	0.9	0	6.3
维生素	总维生素 A/μgRAE	380	23	152	—	98	297	—	—
	烟酸/mg	0.5	0.09	0.6	0.7	—	0	—	0.2
	维生素 C/mg	23.6	1.3	—	—	—	Tr	—	—
	总维生素 E/mg	0.48	0.12	0.6	—	2	1.99	—	—
矿物质	钙/mg	928	128	799	597	353	14	35	818
	磷/mg	513	76	326	657	145	11	8	308
	钾/mg	777	150	75	240	205	226	39	4
	钠/mg	352	37.7	584.6	90.2	108	268	40.3	2.3
	镁/mg	65	11	57	17	18	2	7	28
	铁/mg	4.6	0.3	2.4	3.1	0.6	1	0.8	1.3
	锌/mg	3.93	0.43	6.97	2.48	0.73	0.09	0.11	2.22
水/g		2.6	81	43.5	31.9	50.7	0.7	0.5	36.9

任务实施

讨论说法的正确性并说明理由

任务描述：

“吃四条腿的，不如吃两条腿的；吃两条腿的，不如吃一条腿的；吃一条腿的，不如吃

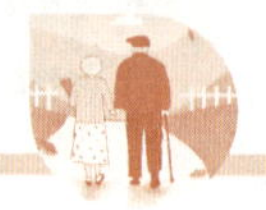

没有腿的。”这句顺口溜的意思是，吃四条腿的猪、牛、羊等畜类的肉不如吃两条腿的鸡、鸭、鹅等禽类的肉，吃两条腿的禽类的肉不如吃一条腿的菌类和没有腿的鱼类。

查阅资料并结合所学知识，分析畜肉、禽肉、菌类、鱼类的营养价值，并讨论这种说法是否正确。

任务要求：

（1）学生自由分组，每组 4～6 人，从中选出一名组长。

（2）小组成员根据任务描述查询相关资料，组长组织小组成员进行讨论，并将分析结果整理成报告。

（3）各小组选出一人讲解本组的报告，并解答教师和其他小组提出的问题。

任务评价：

教师根据各小组的完成情况，按表 2-16 为各小组打分。

表 2-16　任务评价表

评价内容	分值	教师评分
积极、认真地参与任务实施活动	10	
能够准确分析出畜肉、禽肉、菌类、鱼类的营养价值	30	
能够准确判断任务描述中说法的正误，并给出合理理由	30	
报告内容详细、完整	10	
能够正确回答教师和其他小组提出的问题	20	
合计	100	

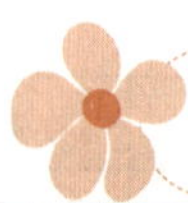

任务三　调味品和食用油的营养价值认知

情境导入

两年前，杨婆婆患上了高血压，为了防止病情恶化，她这两年坚持少油、少盐饮食，有时甚至不吃食用盐和食用油。最近一段时间，杨婆婆总是感觉头晕、乏力。一天，杨婆婆刚洗完澡，走出卫生间时突然摔倒在地。虽然没有受伤，但为了查明原因，杨婆婆还是去了趟医院。

经医生诊断，杨婆婆由于长期摄入食用盐过少，患上了低钠血症，需立即住院治疗。医生介绍，钠元素对人体维持正常生命活动有着不可或缺的作用，一个人若摄入食

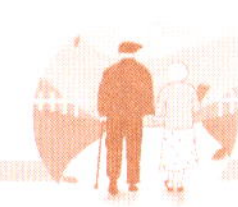

用盐过少，会出现一系列病症。

思考：

食用盐和食用油各有什么营养价值？

一、常见调味品的营养价值

调味品指在饮食、烹调和食品加工中广泛应用的辅助食品，有去腥、除膻、解腻、增香、增鲜、杀菌等作用。常见的调味品有食用盐、酱油、食醋、味精、鸡精、酱类等。

（一）食用盐的营养价值

食用盐是人体内钠的主要来源。食用碘盐可有效预防碘缺乏病。患有高血压、心脑血管疾病、肾脏病等疾病的老年人应严格控制食用盐的摄入量。

（二）酱油的营养价值

酱油是以大豆、小麦、食用盐等为原料，经微生物发酵制成的具有特殊色、香、味的液体调味品。

酱油中富含蛋白质，能提供人体所需的多种氨基酸。此外，酱油中还含有碳水化合物、B 族维生素和一定量的钠、钙、磷、铁等矿物质。

（三）食醋的营养价值

食醋通常是以大麦、麸皮、大米、糯米、高粱、含糖分的水果等为原料制成的液体调味品。食醋中含有大量的醋酸，这也是食醋产生酸味的主要原因。

食醋中的碳水化合物以葡萄糖、麦芽糖为主，这些碳水化合物是食醋产生甜味的主要原因。食醋中含有人体必需的各种氨基酸，对人体而言，具有较高的营养价值。食醋中的氨基酸还是重要的呈味物质，可使食醋的味道更加浓郁香醇。此外，食醋中还含有丰富的 B 族维生素、钙和铁。

（四）味精和鸡精的营养价值

味精是一种以大豆、小麦等谷物为原料，经微生物发酵、提纯等工艺制成的调味品，有增加食物的鲜味，增进人的食欲的作用。味精中的主要成分为谷氨酸钠，将其加热到 120℃以上时，可能产生焦谷氨酸钠，该物质并不致癌，但会使味精丧失鲜味。

鸡精是一种复合调味品，由鸡肉（骨）粉末、味精、食用盐等加工而成。总体而言，鸡精与味精的营养价值相差不大。

（五）酱类的营养价值

酱类是以大豆、小麦、水果等为主要原料，经微生物发酵制成的糊状调味品，包括豆酱（见图 2-14）、甜面酱、果酱等。酱类所含的主要原料不同，其营养价值也有一定的差异。例如，以大豆为主要原料的豆酱，其蛋白质的含量相对较高，且大豆经发酵后，蛋白质已经分解成氨基酸、多肽等物质，易被人体消化吸收；以小麦为主要原料的甜面酱，其碳水化合物的含量相对较高，这也是甜面酱有甜味的主要原因；以水果为主要原料的果酱，除了含有水果中自带的糖，还含有额外添加的糖。

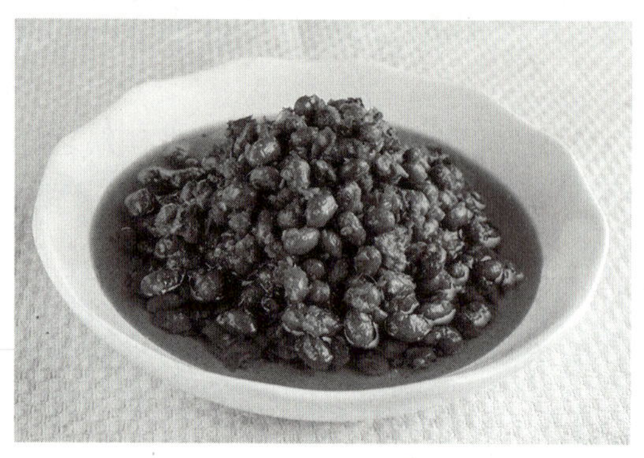

图 2-14　豆酱

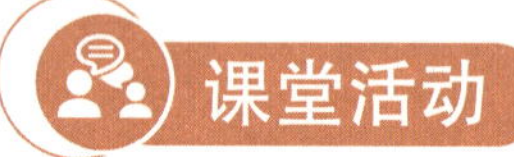

课堂活动

有些人认为，果酱由水果制成，其营养价值与水果相当，因此只吃果酱就可以了。请讨论这种说法是否正确，并说明原因。

二、食用油的营养价值

食用油是人们日常饮食中不可或缺的一种食物。根据来源的不同，食用油可分为植物油和动物油两大类。

（一）植物油的营养价值

植物油是从植物的果实、种子、胚芽中提取的油脂，常见的植物油包括大豆油、花生油、菜籽油、橄榄油等。植物油在常温下一般呈液态，也有呈固态的，如乌桕（jiù）油、可可脂等。植物油的脂肪含量通常在 99%以上，多含有大量的不饱和脂肪酸，且几乎不含胆固醇，对心血管疾病具有良好的防治作用。同时，植物油也是膳食维生素 E 的主要来源。

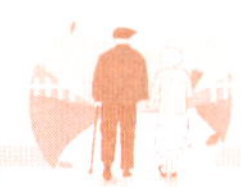

（二）动物油的营养价值

动物油是从动物的皮下脂肪、内脏脂肪、骨髓或哺乳动物的乳制品中提取的油脂，常见的动物油包括猪油、牛油、羊油等。动物油在常温下呈固态或半固态。动物油中富含饱和脂肪酸，能有效促进脂溶性维生素的吸收。但动物油中也含有较多的胆固醇，摄入过多会增加患高胆固醇血症和动脉粥样硬化的风险。

中国居民“减油”核心信息十条

营养小贴士

一般来说，动物油耐热性较好，适合用来煎、炸食物，能使食物口感变得酥脆；植物油不耐热，经煎、炸或反复受热后易发生氧化聚合反应，产生较多的有害物质，适合用来炖、煮、轻炒食物。

孝亲敬老

健康教育进乡村　科普知识暖人心

2022 年 10 月 20 日，东阿镇新时代文明实践所组织志愿者在衙前村新时代文明实践站理论宣讲室开展“科学膳食 • 健康常伴”学习实践科学理论宣讲活动，为村内老年人科普科学膳食健康知识，旨在倡导健康生活方式，进一步提高村民营养健康素养，引导他们树立科学、健康的生活理念。

活动开始，志愿者为老年人发放了中国老年人平衡膳食宝塔宣传单，并借助宣传单中的宝塔图，指导老年人在日常生活中进行平衡膳食实践。活动中，志愿者从健康的概念入手，为老年人讲解如何养成良好的饮食习惯，提醒他们重视营养均衡，平时多食用粗粮、鸡蛋、豆浆、新鲜的蔬果及坚果等对身体有益的食物。同时，志愿者还告诉老年人如何安排锻炼活动，做到吃动平衡、“三减三健”、肥胖防控。

下一步，东阿镇将继续以深化“为老”志愿服务为突破口，进一步把倡导健康生活方式与新时代文明实践活动相结合，开展形式多样的“五为”文明实践志愿服务活动。

（资料来源：魏俊怡，《东阿镇衙前村开展“科学膳食 • 健康常伴”学习实践科学理论宣讲活动》，大众网，2022 年 10 月 24 日）

任务实施

分析调味品的营养价值

任务描述：

69 岁的张大爷常年不吃味精和酱油，到医院体检后，他发现自己的血压、血糖和血脂都在正常范围内，心脏和肾脏也比同龄人健康。这样的结果，让张大爷对自己的选择充满了自信。

在一次社区举办的老年人健康知识讲座上，张大爷分享了自己“无味精、无酱油”的饮食习惯。然而，营养师对此提出了不同的看法。营养师说，张大爷的饮食习惯虽然没有为其带来危害，但这并不意味着所有人都需要完全摒弃调味品，适量食用调味品，配合营养全面、均衡的膳食，才是健康饮食的正确方式。

通过阅读案例，完成以下任务：① 分析味精和酱油的营养价值；② 针对张大爷的饮食习惯，提出改善意见。

任务要求：

（1）学生完成任务描述中的任务，并将分析结果整理成报告。

（2）教师选择几名学生，让其在课堂上分享自己的报告，其他学生进行提问或点评。

任务评价：

教师根据学生的完成情况，按表 2-17 为学生打分。

表 2-17　任务评价表

评价内容	分值	教师评分
积极、认真地参与任务实施活动	20	
能够准确分析出味精和酱油的营养价值	20	
能够针对张大爷的情况，为其提供健康的饮食方案	20	
报告内容详细、完整	20	
能够正确回答其他学生提出的问题	20	
合计	100	

学习成果自测

1. 填空题

（1）谷类中的碳水化合物主要为__________，含量在__________左右。

（2）豆类可分为__________和__________；豆制品可分为__________和__________。

（3）发酵可以使大豆中许多难被人体消化吸收的物质转变成易于人体消化吸收的营养物质，提高大豆中__________、__________和__________的生物利用率。

（4）坚果中的__________（填“脂肪”“蛋白质”或“维生素”）含量较高。

（5）蔬菜中维生素的含量一般与蔬菜的__________和__________等有关。

（6）新鲜水果中所含的碳水化合物主要为__________、__________和__________。

（7）畜肉中的蛋白质主要分布在__________组织中。

（8）鸡肉、鸭肉和鹅肉这三种常见禽肉中，__________的蛋白质含量较高。

（9）鸡蛋中的脂类主要集中在__________中。

（10）牛奶中的碳水化合物主要是__________。

2. 选择题

（1）谷类中的脂肪酸多为（　　）。

A. 饱和脂肪酸　　B. 不饱和脂肪酸

C. 长链脂肪酸　　D. 挥发性脂肪酸

（2）下列选项中，脂肪含量最高的是（　　）。

A. 松子仁　　B. 榛子

C. 夏威夷果　　D. 核桃

（3）畜肉中所含的蛋白质为（　　）。

A. 不完全蛋白质　　B. 半完全蛋白质

C. 植物性蛋白质　　D. 完全蛋白质

（4）禽肉中的维生素以 B 族维生素和（　　）为主。

A. 维生素 A　　B. 维生素 C

C. 维生素 D　　D. 维生素 K

（5）鸡蛋中的钙主要以碳酸钙的形式存在于（　　）中。

A．蛋白　　B．蛋黄

C．蛋壳　　D．蛋壳膜

（6）牛奶中含有丰富的矿物质，其中（　　）含量较高。

A．铁　　B．钙

C．镁　　D．磷

3．简答题

（1）简要说明大豆的营养特点。

（2）简要说明蔬菜的营养特点。

（3）简要说明水产品的营养特点。

（4）简要说明牛奶的营养特点。

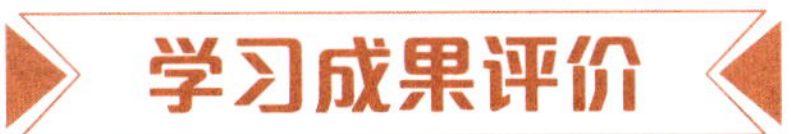

请进行学习成果评价，并将评价结果填入表 2-18 中。

表 2-18　学习成果评价表

<table>
<tr><td>班级</td><td></td><td>姓名</td><td></td><td>学号</td><td></td></tr>
<tr><td>项目名称</td><td colspan="5">常见食物的营养价值</td></tr>
<tr><td>评价项目</td><td colspan="3">评价内容</td><td>满分</td><td>评分</td></tr>
<tr><td rowspan="4">理论知识
（40%）</td><td colspan="3">谷类、豆类及豆制品、坚果、蔬菜、水果的营养价值</td><td>10</td><td></td></tr>
<tr><td colspan="3">畜肉、禽肉、水产品、蛋类及蛋制品、奶类及奶制品的营养价值</td><td>10</td><td></td></tr>
<tr><td colspan="3">食用盐、酱油、食醋、味精、鸡精和酱类的营养价值</td><td>10</td><td></td></tr>
<tr><td colspan="3">植物油和动物油的营养价值</td><td>10</td><td></td></tr>
<tr><td rowspan="3">实践技能
（40%）</td><td colspan="3">能够准确分析出常见植物性食物的营养价值</td><td>15</td><td></td></tr>
<tr><td colspan="3">能够准确分析出常见动物性食物的营养价值</td><td>15</td><td></td></tr>
<tr><td colspan="3">能够准确分析出常见调味品和食用油的营养价值</td><td>10</td><td></td></tr>
<tr><td rowspan="4">综合素养
（20%）</td><td colspan="3">积极参加学习活动，善于沟通协作</td><td>5</td><td></td></tr>
<tr><td colspan="3">具备独立思考和解决问题的能力</td><td>5</td><td></td></tr>
<tr><td colspan="3">传承中华传统美德，在生活中主动关爱、帮助老年人</td><td>5</td><td></td></tr>
<tr><td colspan="3">对养老护理行业充满热情和责任感</td><td>5</td><td></td></tr>
<tr><td colspan="4">合计</td><td>100</td><td></td></tr>
<tr><td>自我评价</td><td colspan="5"></td></tr>
<tr><td>教师评价</td><td colspan="5"></td></tr>
</table>

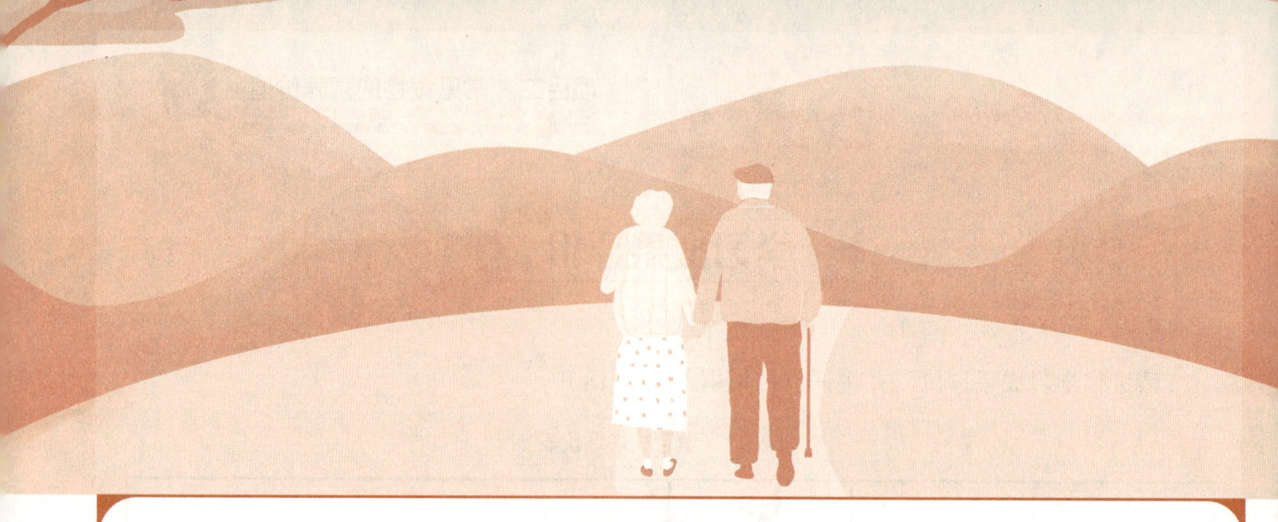

项目三
老年人营养需求和营养状态分析

项目引言

随着年龄的增长，老年人对营养的需求发生了变化，不合理的饮食和生活习惯可能导致老年人出现营养缺乏或营养过剩的情况。了解老年人对不同营养素的需求情况，掌握分析老年人营养状态的方法，对于帮助老年人预防疾病、提高健康水平等具有重要作用。本项目主要介绍老年人营养需求分析和老年人营养状态分析的相关知识。

知识目标

- 了解老年人对蛋白质、脂类、碳水化合物、维生素、矿物质和水的需求。
- 了解影响老年人营养需求的生理因素、心理因素和其他因素。
- 熟悉老年人营养状态分析方法和分析工具。

素质目标

- 提高分析老年人营养需求和营养状态的能力，培养主动关注老年人健康的意识。
- 学习国家基层卫生健康便民惠民服务政策。

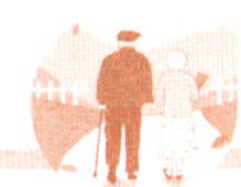

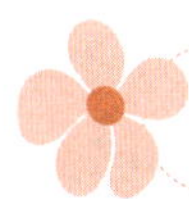

任务一　老年人营养需求分析

情境导入

王老伯今年 78 岁，自从半年前老伴去世后，他就变得敏感和孤僻，整天待在屋子里，食欲也明显减退，只吃一些简单的素食，身体逐渐消瘦。女儿王婷十分担心他的健康状况，便劝说王老伯多出门活动活动，多吃点肉，多喝点牛奶。然而，王老伯不仅拒绝了她的建议，还对她发火。对此，王婷感到很无奈。

一天晚上，王老伯在上厕所时突然晕倒，王婷发现后立刻将他送往医院。经过仔细检查，医生确认王老伯因肾功能减退，以及长期缺乏维生素 B_{12} 和叶酸等营养素，患上了重度贫血。医生建议王老伯调整饮食，增加营养素的摄入，以改善身体状况。

思考：

（1）根据王老伯的饮食习惯，分析他除了缺乏维生素 B_{12} 和叶酸，还可能缺乏哪些营养素。

（2）肾功能减退是否影响王老伯对营养素的摄入？

一、老年人对六大营养素的需求

随着年龄的增长，老年人基础代谢水平逐渐下降，体力活动相对减少，对能量的需求也随之减少，但他们对一些营养素（尤其是蛋白质和钙）的需求并没有减少。

（一）老年人对蛋白质的需求

人体在衰老的过程中，合成蛋白质的速度变慢且对蛋白质的利用率降低，因此老年人需要补充蛋白质。同时，老年人消化能力较弱、肾功能减退，摄入蛋白质过多会加重其消化器官和肾脏的负担，因此老年人宜摄入适量优质蛋白质。

根据《中国居民膳食指南（2022）》，老年人每天蛋白质摄入量宜为每千克体重 1～1.2 g，其中优质蛋白质（如鱼类、禽肉、蛋类、奶类、大豆等食物中的蛋白质）的比例应不低于 50%。

（二）老年人对脂类的需求

老年人基础代谢水平下降，容易导致体内脂肪堆积过多，引起肥胖，因此老年人需要严

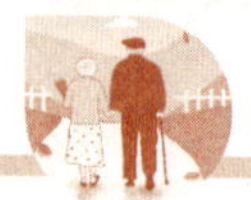

格控制脂肪的摄入。

通常情况下，老年人每天摄入的膳食脂肪提供的能量应占膳食总能量的 20%～30%，多则加重肠胃负担，甚至引发高脂血症等疾病；少则不利于脂溶性维生素的吸收。同时，老年人还应多食用富含不饱和脂肪酸的植物油（如大豆油、橄榄油、菜籽油等），少食用富含饱和脂肪酸的动物油（如猪油、牛油、羊油等）。

（三）老年人对碳水化合物的需求

碳水化合物是老年人的主要能量来源，但由于老年人胰岛素分泌能力下降，对血糖的调节能力减弱，因此老年人不宜摄入过量的碳水化合物。

通常情况下，老年人每天摄入的膳食碳水化合物提供的能量应占膳食总能量的 50%～65%。同时，老年人还应适量食用富含纤维素、果胶等碳水化合物的食物，如燕麦、大麦、苹果、杏（见图 3-1）等。

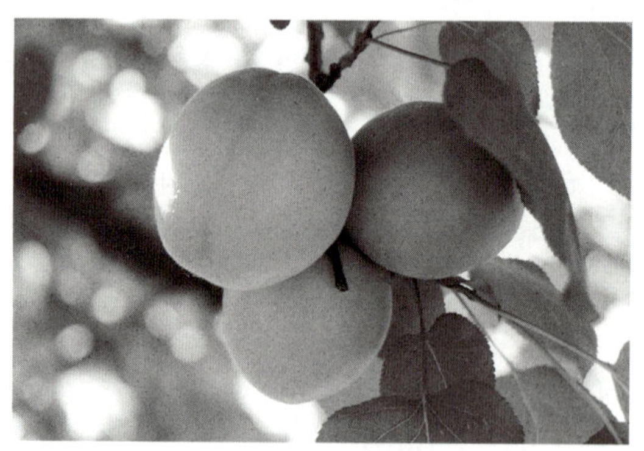

图 3-1　杏

（四）老年人对维生素和矿物质的需求

由于生理功能衰退，老年人容易出现维生素缺乏症和矿物质缺乏症，因此应从日常膳食中摄入充足的维生素和矿物质。

根据《中国居民膳食指南（2022）》，老年人每天膳食维生素推荐摄入量或适宜摄入量如表 3-1 所示，老年人每天膳食矿物质推荐摄入量或适宜摄入量如表 3-2 所示。

表 3-1　老年人每天膳食维生素推荐摄入量或适宜摄入量

年龄	维生素 A/μgRAE		维生素 D/μg	维生素 E/mg α-TE
	RNI		RNI	AI
	男	女		
65 岁～	800	700	15	14
80 岁～	800	700	15	14

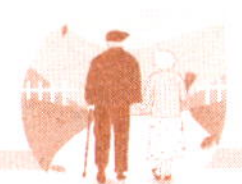

续表

年龄	维生素 B_1/mg		维生素 K/μg	维生素 C/mg
	RNI		AI	RNI
	男	女		
65 岁～	1.4	1.2	80	100
80 岁～	1.4	1.2	80	100

年龄	维生素 B_2/mg		维生素 B_6/mg	维生素 B_{12}/μg
	RNI		RNI	RNI
	男	女		
65 岁～	1.4	1.2	1.6	2.4
80 岁～	1.4	1.2	1.6	2.4

年龄	烟酸/mgNE		泛酸/mg	叶酸/μgDFE
	RNI		AI	RNI
	男	女		
65 岁～	14	11	5	400
80 岁～	13	10	5	400

注：① α-TE 表示 α-生育酚当量，NE 表示烟酸当量，DFE 表示膳食叶酸当量。
② RNI 表示推荐摄入量，AI 表示适宜摄入量。

表 3-2　老年人每天膳食矿物质推荐摄入量或适宜摄入量

年龄	钙/mg	磷/mg	钾/mg	钠/mg	镁/mg	氯/mg
	RNI	RNI	AI	AI	RNI	AI
65 岁～	1 000	700	2 000	1 400	320	2 200
80 岁～	1 000	670	2 000	1 300	310	2 000

年龄	锌/mg		铁/mg	碘/μg	硒/μg	铜/mg
	RNI		RNI	RNI	RNI	RNI
	男	女				
65 岁～	12.5	7.5	12	120	60	0.8
80 岁～	12.5	7.5	12	120	60	0.8

（五）老年人对水的需求

如何判断身体是否缺水

老年人每天应当通过饮水（见图 3-2）、食用蔬果、喝汤、喝粥等方式，补充足量的水分，以增强肾脏的排毒功能，加快新陈代谢。

根据《中国居民膳食指南（2022）》，在温和气候条件下，低身体活动水平的老年男性每天宜饮水 1 700 mL，并从食物中获得 1 300 mL 水；低身体活动水平的老年女性每天宜饮水 1 500 mL，并从食物中获得 1 200 mL 水。

此外，老年人应多饮用白开水或茶水，少喝或不喝含糖饮料，以免增加患龋齿、肥胖症等疾病的风险。

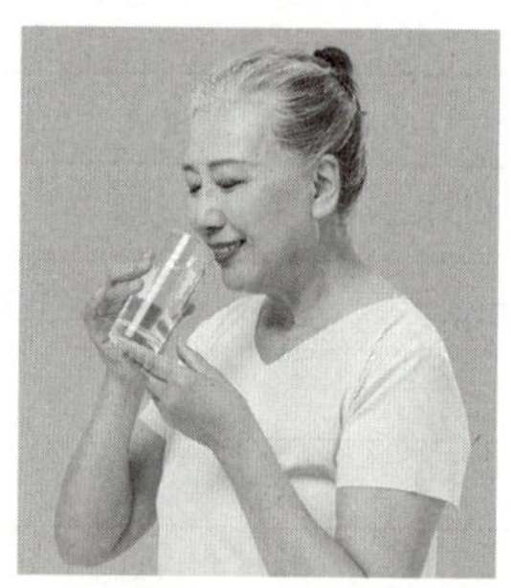

图 3-2　饮水

二、影响老年人营养需求的因素

影响老年人营养需求的因素主要包括生理因素、心理因素和其他因素。

（一）生理因素

（1）感官退化，咀嚼能力下降。随着年龄的增加，老年人嗅觉和味觉的灵敏度逐渐下降，牙龈逐渐萎缩，牙齿出现松动甚至脱落，导致其食欲下降、营养需求减少。

（2）消化功能衰退。老年人肠道蠕动和胃排空速度减慢，消化酶和胰岛素分泌减少，对蛋白质、维生素、矿物质等营养素的吸收利用率下降，导致其营养需求减少。

（3）代谢功能衰退。老年人肝脏、肾脏功能衰退，影响其体内营养素的代谢、废物的排泄等，导致其营养需求减少。

（二）心理因素

部分离退休老年人和失去自理能力的老年人（见图 3-3）由于性格敏感、孤僻，承受挫折的能力较差，不能很快适应新的社会角色、生活环境和生活方式，从而产生紧张、失落、焦虑的情绪，导致其食欲下降、营养需求减少，进而影响膳食营养素的摄入、消化和吸收。

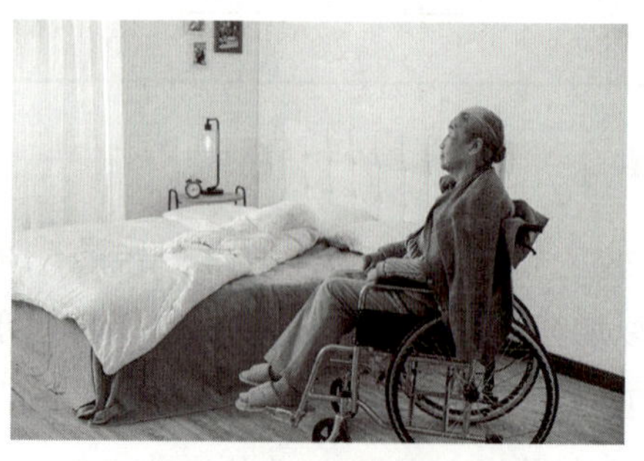

图 3-3　失去自理能力的老年人

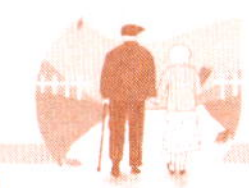

（三）其他因素

部分丧偶、“空巢”老年人由于缺乏照料，独自采购和加工食物较为困难，导致其营养需求减少，进食不规律、进食种类单一、进食量减少，从而引发营养不良的问题。

此外，一些老年人缺乏营养知识，不懂得如何选择健康的食物，也不知道如何烹调才能保留食物中的营养素，导致其营养需求减少，膳食营养素摄入不充足或不全面。

建好养老食堂，让老年人吃上暖心饭

吃上一餐健康、营养的热乎饭，是老年人普遍的诉求。近年来，河北省滦州市不断提升老年助餐服务水平，大力推进养老食堂建设。

在城市社区，滦州市采取选址新建或依托社区综合服务设施、社区爱心驿站、社区日间照料站配建等方式，加快建设社区养老食堂或养老助餐点。在农村地区，滦州市优先推动规模较大、集体经济较好、老年人口较多的村建设农村养老食堂，使用已建成的农村互助幸福院、邻里互助点和各类农村闲置房屋，按需求和标准增设基础助餐服务设施，提供助餐、供餐服务。同时，滦州市积极探索邻里互助、“中心户”多户搭伙、结对帮扶等模式，采取多种措施满足农村老年人助餐服务需求；发挥农村基层党组织和基层群众性自治组织作用，广泛发动党员干部、低龄健康老年人等群体参与老年助餐服务。

此外，滦州市民政局还出台关于老年食堂建设运营的实施方案等政策规定，并不断探索老年助餐服务模式，以满足老年人多样化的用餐需求。

（资料来源：张爱国，《建好养老食堂，让老年人吃上暖心饭》，《中国社会报》，2024 年 4 月 11 日）

任务实施

分析影响老年人营养需求的原因

任务描述：

72 岁的王婆婆入住养老院时，家属介绍她患有慢性牙周炎（主要表现为牙齿松动或脱落）、慢性腹泻等疾病，最近因老伴去世而情绪低落，并且拒绝与他人交流，她的饮食结构也变得非常单一，有时候王婆婆一日三餐都只吃小米粥。家属希望养老院的养老护理员格外关注一下王婆婆的心理状态，及时提供必要的情感支持，同时为其制订科学的饮食计划，确保王婆婆获得均衡的营养。

请问：① 王婆婆一日三餐仅食用小米粥对其恢复健康是否有益？② 影响王婆婆营养需求的因素有哪些？

任务要求：

（1）学生结合所学知识，分析任务描述中的问题。

（2）教师选择几名学生，让其在课堂上回答任务描述中的问题，其他学生进行提问或点评。

任务评价：

教师根据学生的完成情况，按表 3-3 为学生打分。

表 3-3　任务评价表

评价内容	分值	教师评分
积极、认真地参与任务实施活动	20	
能够准确分析出王婆婆一日三餐仅食用小米粥的坏处	30	
能够准确、完整地说出影响王婆婆营养需求的因素	30	
能够正确回答其他学生提出的问题	20	
合计	100	

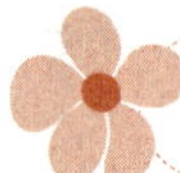

任务二　老年人营养状态分析

情境导入

某社区养老院院长为了详细了解院内老年人的营养状态，以便为每位老年人提供个性化服务，决定邀请市中心医院体检中心的负责人对全院养老护理员进行培训，让他们掌握基本的老年人营养状态分析方法和分析工具。

培训现场，市中心医院体检中心的负责人详细讲解了老年人营养状态分析方法和老年人营养状态分析工具的使用方法。为了加深养老护理员的记忆，他还演示了测量老年人身高、体重、腰围等的规范操作，并指导养老护理员如何根据老年人的临床表现和生化检查结果判断老年人的营养状态。

思考：

（1）养老护理员应如何规范测量老年人的身高、体重、腰围？

（2）养老护理员应如何使用老年人营养状态分析工具分析老年人的营养状态？

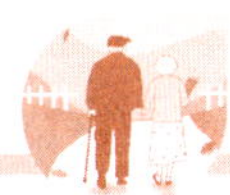

一、老年人营养状态分析方法

老年人营养状态分析方法包括体格测量、临床检查、生化检查等。

（一）体格测量

体格测量是分析老年人营养状态的重要方法之一。常用的体格测量指标包括身高、体重、腰围、臀围、皮褶厚度、上臂围等。

1．身高、体重

（1）身高、体重的测量方法

测量身高时，被测者应双肩放松站立于身高测量仪的底座上，同时足跟并拢，足尖分开成 60°，膝关节和颈椎伸直，收腹，两眼平视正前方，足跟、臀部贴靠测量尺柱，如图 3-4 所示。测量体重时，被测者应脱掉外套和鞋子后站立于体重秤上，两腿均匀负重。

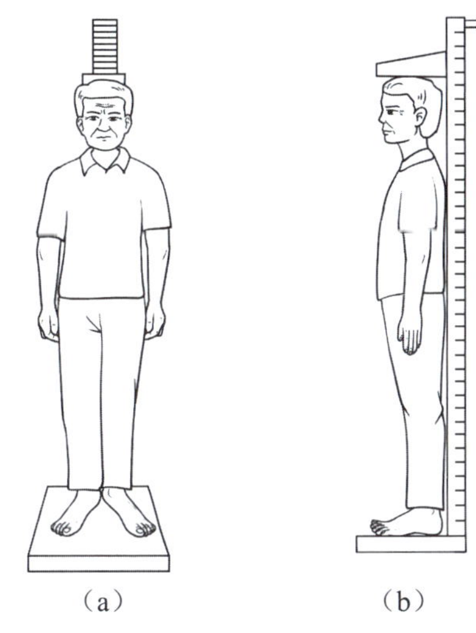

图 3-4　测量身高

需要注意的是，一天内人的身高会发生轻微变化，一般在上午 10～11 时测量身高；人的体重也会随饮食量、运动排汗量、代谢排泄量的变化而变动，一般在清晨空腹时测量体重。

（2）身高、体重的评价标准

通过计算老年人的体重（千克）与身高（米）平方之比（即体质指数，英文缩写为 BMI），可知老年人的营养状态。

通常情况下，一般老年人（65～79 岁）BMI 的正常范围是 20～26.9 kg/m^2，高龄老年人（80 岁及以上）BMI 的正常范围是 22～26.9 kg/m^2。若一般老年人的 BMI 低于 20 kg/m^2、高龄老年人的 BMI 低于 22 kg/m^2，则老年人体形界定为偏瘦，老年人可能存在营养不良的风险；若老年人的 BMI 高于 26.9 kg/m^2，则老年人体形界定为肥胖，老年人可能存在营养过剩的风险。

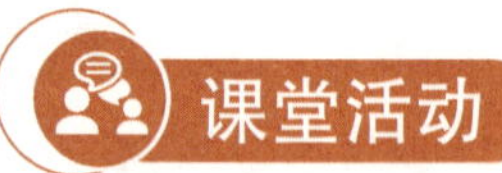

课堂活动

敬老院的赵大爷今年 67 岁，身高为 172 cm，体重为 76 kg。请计算赵大爷的 BMI，并分析赵大爷的营养状态。

2. 腰围、臀围

（1）腰围、臀围的测量方法

测量腰围时，被测者应自然站立，双臂自然下垂，保持平静呼吸，并充分裸露肋弓下缘与髂（qià）嵴之间的测量部位［见图 3-5（a）］。测量者先在被测者双侧腋中线上的肋弓下缘与髂嵴连线中点处做标记，然后将无伸缩性的软尺轻轻贴在被测者的皮肤上，经过双侧标记点绕被测者身体一周，如图 3-5（b）所示。测量者在被测者呼气末读数，以厘米为单位，精确到 0.1 cm，并取两次测量结果的平均值作为最终测量值。

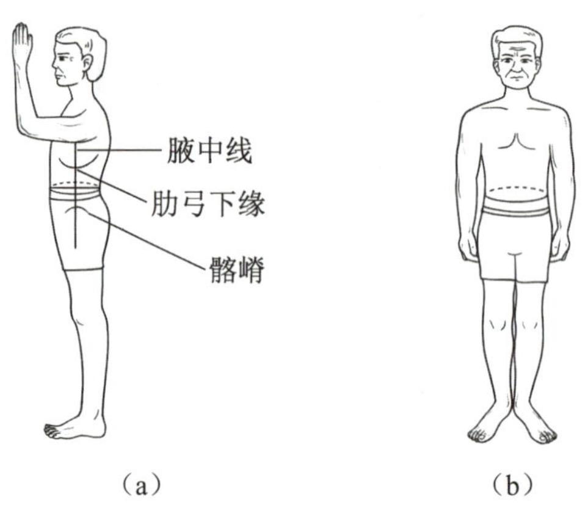

图 3-5　测量腰围

测量臀围时，被测者应自然站立，双臂自然下垂，臀部放松，保持平静呼吸。测量者将无伸缩性的软尺轻轻贴在被测者的皮肤上，经过被测者臀部最高点绕被测者身体一周，如图 3-6 所示。测量者读数时，以厘米为单位，精确到 0.1 cm，并取两次测量结果的平均值作为最终测量值。

（2）腰围、臀围的评价标准

一般情况下，若老年男性腰围≥85 cm、老年女性腰围≥80 cm 或者老年男性腰臀比（腰围和臀围的比值）≥0.9、老年女性腰臀比≥0.85，则老年人体形可界定为肥胖，老年人可能存在营养过剩的风险。

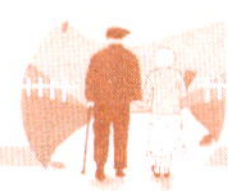

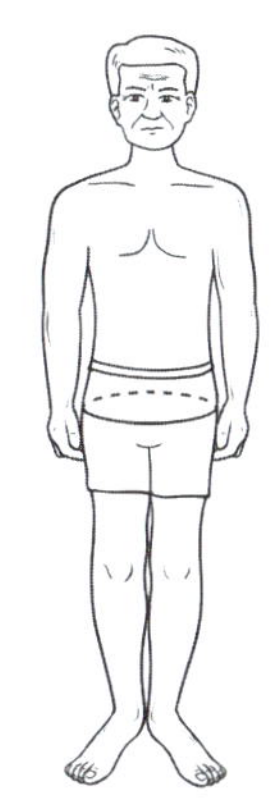

图 3-6　测量臀围

3. 皮褶厚度

皮褶厚度指皮肤和皮下组织的厚度。测量人体皮褶厚度时，一般选择测量肱三头肌、肩胛下角和髂嵴上皮褶厚度。

（1）肱三头肌、肩胛下角和髂嵴上皮褶厚度的测量方法

测量肱三头肌皮褶厚度时，被测者应自然站立，使被测部位充分裸露，肩部放松，两臂垂放在身体两侧；测量者站在被测者的身后，找到被测者右上臂肩峰与尺骨鹰嘴（肘部骨性突起部位）连线中点的上方约 2 cm 处［见图 3-7（a）］，用左手拇指、食指和中指沿垂直于地面方向将皮肤和皮下组织夹提起来［见图 3-7（b）］，右手握皮褶厚度计［见图 3-7（c）］，在皮褶提起点的下方 1 cm 处测量皮褶厚度。测量者松开皮褶厚度计的手柄后，迅速读取刻度盘上的读数。

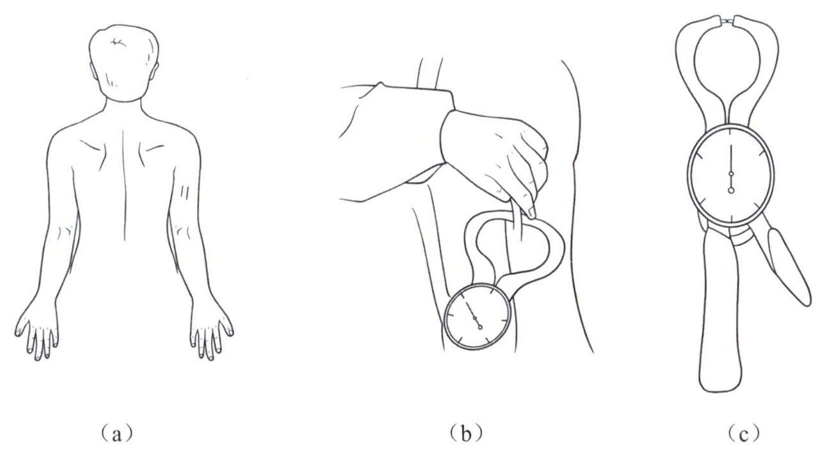

图 3-7　测量肱三头肌的皮褶厚度

测量肩胛下角皮褶厚度时，被测者应自然站立，使被测部位充分裸露，肩部放松，两臂垂放在身体两侧；测量者站在被测者的身后，用左手拇指和食指将被测者右肩胛下角处

［见图 3-8（a）］的皮肤和皮下组织夹提起来，形成的皮褶延长线上方朝向脊柱，下方朝向肘部，形成 45°角［见图 3-8（b）］，右手握皮褶厚度计，在皮褶提起点的下方 1 cm 处测量皮褶厚度。测量者松开皮褶厚度计的手柄后，迅速读取刻度盘上的读数。

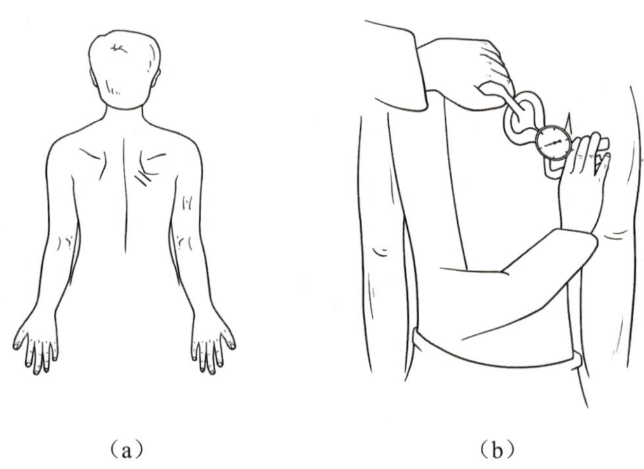

图 3-8　测量肩胛下角的皮褶厚度

测量髂嵴上皮褶厚度时，被测者应自然站立，使被测部位充分裸露，肩部放松，两臂垂放在身体两侧；测量者站在被测者的右前方，用左手拇指、食指和中指将被测者右髂前上棘处的皮肤和皮下组织夹提起来，形成的皮褶延长线与身体长轴成 45°角（见图 3-9），右手握皮褶厚度计，在皮褶提起点的下方 1 cm 处测量皮褶厚度。测量者松开皮褶厚度计的手柄后，迅速读取刻度盘上的读数。

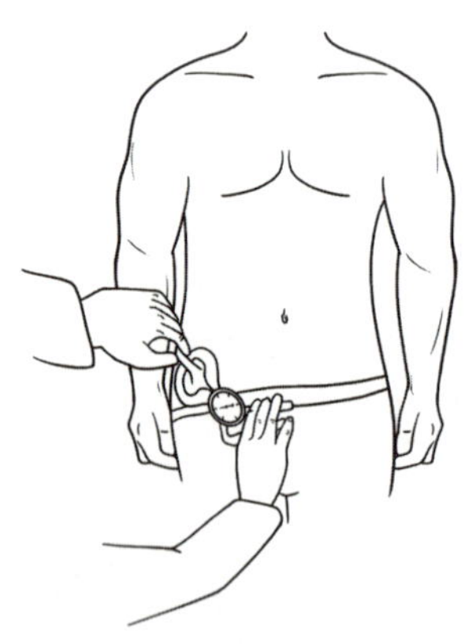

图 3-9　测量髂嵴上的皮褶厚度

测量者读数时，以毫米为单位，精确到 1 mm。连续测量两次，取两次测量结果的平均值作为最终测量值。若两次误差超过 2 mm，则需要测量第三次，取三次测量结果中两个最接近的数值的平均值作为最终测量值。

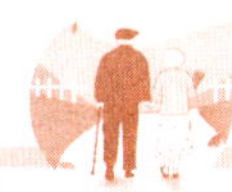

（2）肱三头肌、肩胛下角和髂嵴上皮褶厚度的评价标准

肱三头肌皮褶厚度、肩胛下角皮褶厚度和髂嵴上皮褶厚度之和的正常范围如下：成年男性为 10～40 mm，成年女性为 20～50 mm。若老年男性的三者之和 < 10 mm、老年女性的三者之和 < 20 mm，则老年人体形界定为偏瘦，老年人可能存在营养不良的风险；若老年男性的三者之和 > 40 mm、老年女性的三者之和 > 50 mm，则老年人体形界定为肥胖，老年人可能存在营养过剩的风险。

4. 上臂围

上臂围指上肢自然下垂时，肱二头肌最粗处的水平围长。

（1）上臂围的测量方法

测量上臂围时，被测者应自然站立，手臂自然下垂，使被测部位充分裸露；测量者站在被测者的身后，找到被测者肩峰和肘关节连线的中点，将无伸缩性的软尺起始端下缘压在中点处后水平绕臂一周，测量并读取周长。

测量者读数时，以厘米为单位，精确到 0.1 cm。连续测量两次，若两次误差超过 0.2 cm，需要测量第三次，取两次最接近的数值后求两者的平均值。

（2）上臂围的评价标准

成年男性上臂围的正常范围是 20～50 cm，成年女性上臂围的正常范围是 20～30 cm。若老年人的上臂围 < 20 cm，则老年人体形界定为偏瘦，老年人可能存在营养不良的风险；若老年男性的上臂围 > 50 cm、老年女性的上臂围 > 30 cm，则老年人体形界定为肥胖，老年人可能存在营养过剩的风险。

（二）临床检查

1. 临床检查的主要内容

临床检查的主要内容包括病史采集和体格检查。在进行病史采集时，除了记录老年人的疾病史，还要记录老年人的膳食史，进而判断影响老年人营养素摄入、消化、吸收和代谢的生理与病理原因。在进行体格检查时，重点在于发现老年人的临床表现（如面色苍白、皮肤粗糙、牙龈出血、甲状腺肿大等），进而判断老年人可能缺乏的营养素。

2. 常见临床检查结果的判断要点

（1）蛋白质缺乏的判断要点

蛋白质缺乏的判断要点如表 3-4 所示。

表 3-4　蛋白质缺乏的判断要点

临床检查内容	判断要点（可为一个或多个）
膳食史	蛋白质含量高的食物长期摄入不足
	饮食结构比较单一

续表

临床检查内容	判断要点（可为一个或多个）
疾病史	肝脏疾病（如急性肝炎、肝硬化等）
	肾脏疾病（如肾炎、尿毒症等）
	肠胃疾病（如慢性腹泻、慢性结肠炎、慢性胃溃疡等）
临床表现	明显消瘦、肌肉萎缩
	皮肤干燥、毛发稀少
	精神萎靡、反应冷淡

（2）维生素 A 缺乏的判断要点

维生素 A 缺乏的判断要点如表 3-5 所示。

表 3-5　维生素 A 缺乏的判断要点

临床检查内容	判断要点（可为一个或多个）
膳食史	维生素 A 含量高的食物长期摄入不足
	脂肪摄入不足
	节食、偏食
疾病史	消化系统疾病（如急性肠炎、胰腺炎、胆囊炎等）
	糖尿病
临床表现	暗适应能力下降
	眼睛干涩
	皮肤干燥、毛囊角化过度
	毛发干燥、易脱落

（3）维生素 D 和钙缺乏的判断要点

维生素 D 和钙缺乏的判断要点如表 3-6 所示。

表 3-6　维生素 D 和钙缺乏的判断要点

临床检查内容		判断要点（可为一个或多个）
膳食史		维生素 D 和钙含量高的食物长期摄入不足
		食物选择不当或存在其他不良的饮食行为
疾病史	缺维生素 D	慢性胃炎
		癫痫
	缺钙	胃炎、慢性肠炎、胃溃疡
		甲状腺功能减退症
临床表现		手足痉挛、抽搐、惊厥
		肌无力

（三）生化检查

通过检测老年人血液、尿液中的化学成分等生化检查，可以得知老年人体内蛋白质、维生素、矿物质等营养素的含量，进而推断老年人的营养状态。

1. 生化检查的主要项目

生化检查的主要项目包括蛋白质代谢功能检查、肾功能检查、血脂代谢功能检查、血糖代谢功能检查、维生素检查、微量元素检查等，具体如表 3-7 所示。

表 3-7　生化检查的主要项目

检查项目	检查样品	常见检查指标
蛋白质代谢功能检查	血液	血浆蛋白
	血液	血清总蛋白
	血液	血清白蛋白
	血液	血清球蛋白
	血液	血红蛋白
肾功能检查	血液	血肌酐
	血液	血尿素氮
	尿液	尿酸
血脂代谢功能检查	血液	血清总胆固醇
	血液	血清甘油三酯
	血液	高/低密度脂蛋白胆固醇
血糖代谢功能检查	血液	空腹血糖
维生素检查	血液	血清视黄醇
	血液	血清 25-羟维生素 D
	血液	血浆维生素 C
	血液	红细胞核黄素
	尿液	尿核黄素
	尿液	尿维生素 C
微量元素检查	尿液	尿锌
	血液	血清锌

2. 常见生化检查结果的评价

常见生化检查结果的评价如表 3-8 所示。

表 3-8　常见生化检查结果的评价

检查指标	检查结果	人体的营养状态
血浆蛋白	指标下降	缺乏蛋白质
血清白蛋白	指标下降	
血红蛋白	指标下降	
血清视黄醇	浓度＜0.7 μmol/L	缺乏维生素 A
血清 25-羟维生素 D	浓度＜20 nmol/L	缺乏维生素 D
血浆维生素 C	浓度≤2 mg/L	缺乏维生素 C
红细胞核黄素	浓度＜270 nmol/L	缺乏维生素 B_2
尿核黄素	24 小时排出量＜27 μg/g 肌酐	
尿锌	24 小时排出量＜300 μg	缺乏锌
血清锌	浓度＜9.01 μmol/L	

二、老年人营养状态分析工具

老年人营养不良风险评估表（见表 3-9）是一种常用的老年人营养状态分析工具，包括基本情况、初筛和评估三个部分。

表 3-9　老年人营养不良风险评估表

基本情况					
姓名		年龄		性别	
身高/m		体重/kg		BMI/(kg · m^{-2})	
联系电话					
初筛					
分值	0	1		2	3
BMI 数值	BMI＜19 或 BMI＞28	19≤BMI＜21 或 26＜BMI≤28		21≤BMI＜23 或 24＜BMI≤26	23≤BMI≤24
近 3 个月体重变化	变化幅度＞3 kg	不知道		1 kg≤变化幅度≤3 kg	0 kg＜变化幅度＜1 kg
活动能力	卧床	需要依赖工具活动		可独立进行户外活动	—
牙齿状况	全口/半口缺	用义齿		正常	—
精神状况	严重认知障碍或抑郁	轻度认知障碍或抑郁		无认知障碍或抑郁	—
近 3 个月的食量变化情况	严重增加或减少	增加或减少		无变化	—
注：分数＜12 分，表示有营养不良风险，继续评估；分数≥12 分，表示无营养不良风险，无须继续评估					

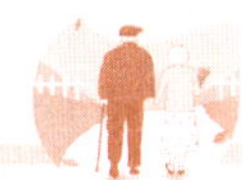

续表

评估					
分值		0	0.5	1	2
患慢性病数＞3		是	—	否	—
服药时间在一个月以上的药物种类＞3		是	—	否	—
是否独居		是	—	否	—
睡眠时间		＜5 h/d	—	≥5 h/d	—
户外独立活动时间		＜1 h/d	—	≥1 h/d	—
文化程度		小学及以下	—	中学及以上	—
经济状况		差	一般	良好	—
进食能力		依靠别人	—	自行进食稍有困难	自行进食
一天餐次		1 次	—	2 次	3 次及以上
每天摄入奶类、豆制品、鱼/肉/禽/蛋类食物（1 类食物为 1 项，共 3 项）		0～1 项	2 项	3 项	—
每天食用油摄入量		＞25 g	—	≤25 g	—
每天食用蔬果量是否在 500 g 及以上		否	—	是	—
小腿围		＜31 cm	—	≥31 cm	—
腰围	男	＞90 cm	—	≤90 cm	—
	女	＞80 cm	—	≤80 cm	—
小腿围/cm				腰围/cm	
初筛分数（小计满分 14 分）： 评估分数（小计满分 16 分）： 总分（即初筛分数和评估分数之和）：					

注：若老年人年龄不小于 70 岁，则总分加 1 分。

使用老年人营养不良风险评估表对老年人进行营养状态分析时，若总分≥24 分，表示老年人营养状态良好；若 17 分＜总分＜24 分，表示老年人有营养不良风险；若总分≤17 分，表示老年人营养不良。需要注意的是，若总分＜24 分，且 BMI≥24（或男性腰围≥90 cm，女性腰围≥80 cm），则表明老年人可能是肥胖/超重型营养不良，或有营养不良风险。

老年人营养不良风险评估表

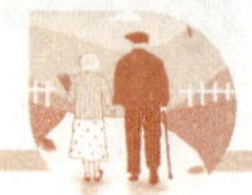

健康中国

“家门口”体检，为老年人送健康

为切实加强65岁及以上老年人的健康管理，为老年人提供更加便捷的服务，湖南沅陵县各乡镇卫生院组织精干医务力量来到群众“家门口”，对辖区65岁及以上老年人进行全面体检。

2024年4月22日早上8点，二酉乡长坡村部的体检现场已经聚集了不少前来体检的老年人，在工作人员和志愿者的引导下，大家有序排队、登记。

此次体检项目包括测血压、测血糖、测血常规、测血脂、肝肾功能检查、心电图检查、B超检查等。医务人员为参加体检的老年人进行了细致、全面的检查，对筛查出的患者，当场提供诊疗建议；对老年人提出的健康问题，他们也一一解答。此外，医务人员还倡导老年人限盐控油、合理饮食、适量运动，养成健康的生活方式。

“这次免费体检的地点设在村委会门口，不仅方便了我们这些行动不便的老年人，而且能够让我们及时了解自己的身体状况，做到有病早发现、早治疗。感谢政府关心我们的健康！”在体检现场，一位老年人一边登记一边笑呵呵地说。

此次参加体检的老年人共100余人，活动结束后，医务人员还将健康体检报告及时反馈给了这些老年人，并针对老年人普遍存在的高血压、糖尿病等慢性病给出指导意见，使老年人切身感受到基本公共卫生服务带来的好处。

（资料来源：印凤辉，《“家门口”体检 关爱老年人健康：沅陵2024年老年人免费健康体检已累计服务16425人》，沅陵县人民政府官网，2024年4月25日）

任务实施

分析老年人的营养状态

任务描述：

（1）以小组为单位，选择一位老年人，对其进行体格测量，测量指标至少包括身高、体重、腰围、臀围、上臂围，然后使用老年人营养不良风险评估表对其进行营养状态分析。

（2）表3-10是根据吴大爷的体检报告和临床检查报告整理出来的部分检查结果，请根据表中的数据或临床表现，分析吴大爷可能缺乏的营养素。

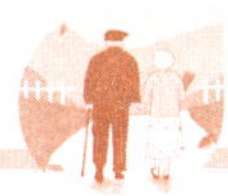

表 3-10　部分检查结果

检查指标	检查结果
血清 25-羟维生素 D	0.35 μmol/L
血浆维生素 C	1.2 mg/L
红细胞核黄素	180 nmol/L
皮肤	粗糙、干燥
头发	易脱落

任务要求：

（1）学生自由分组，每组 4～6 人，从中选出一名组长。

（2）小组成员选择一位合适的老年人。

（3）各小组先选出 3 人对该老年人进行体格测量，并将测量过程拍成视频；再选出一人使用老年人营养不良风险评估表分析其营养状态，并给出分析结果。剩余小组成员分析吴大爷可能缺乏的营养素，并给出分析结果。

（4）组长加工视频，并将分析结果整理成报告，最后将加工后的视频和报告提交给教师。

（5）教师对各小组提交的视频和报告进行点评。

任务评价：

教师根据各小组的完成情况，按表 3-11 为各小组打分。

表 3-11　任务评价表

评价内容	分值	教师评分
积极、认真地参与任务实施活动	20	
能够按照规范动作对老年人进行体格测量，并准确记录测量结果	20	
能够正确使用老年人营养不良风险评估表分析老年人的营养状态	20	
能够准确分析出吴大爷可能缺乏的营养素	20	
报告内容详细、完整	20	
合计	100	

学习成果自测

1. 填空题

（1）通常情况下，老年人每天摄入的膳食碳水化合物提供的能量应占膳食总能量的__________。

（2）低身体活动水平的老年男性每天宜饮水__________mL。

（3）常用的体格测量指标包括__________、__________、__________、__________、__________和__________。

（4）当生化检查结果显示血清视黄醇浓度 < 0.7 μmol/L 时，说明机体缺乏__________。

（5）使用老年人营养不良风险评估表对老年人进行营养状态分析时，若 17 分 < 总分 < 24 分，表示____________________。

2. 选择题

（1）80 岁以下老年人每天维生素 C 的推荐摄入量为（　　）。

A. 1 000 mg　　B. 100 mg

C. 10 mg　　D. 50 mg

（2）影响老年人营养需求的生理因素包括（　　）。

A. 消化功能衰退　　B. 生活拮据

C. 不良情绪　　D. 适应能力差

（3）张大爷身高为 168 cm、体重为 60 kg，其 BMI 为（　　）。

A. 21.4　　B. 21.3

C. 21.5　　D. 21.6

（4）李大妈腰围为 85.8 cm、臀围为 88.4 cm，其腰臀比是（　　）。

A. 0.97　　B. 0.98

C. 0.96　　D. 0.95

（5）李大妈最近一段时间精神萎靡且明显消瘦，需要及时补充（　　）。

A. 维生素 C　　B. 铁

C. 蛋白质　　D. 植物油

3. 简答题

（1）简述测量老年人身高和体重的规范操作。

（2）简述老年人缺乏维生素 A 和维生素 D 的临床表现。

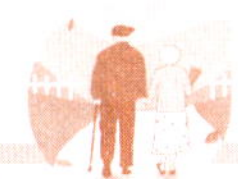

学习成果评价

请进行学习成果评价，并将评价结果填入表 3-12 中。

表 3-12　学习成果评价表

班级		姓名		学号	
项目名称	老年人营养需求和营养状态分析				
评价项目	评价内容			满分	评分
理论知识（40%）	老年人对蛋白质、脂类、碳水化合物、维生素、矿物质和水的需求			10	
	影响老年人营养需求的生理因素、心理因素和其他因素			10	
	老年人营养状态分析方法			10	
	老年人营养状态分析工具			10	
实践技能（40%）	能够准确分析出影响老年人营养需求的生理因素、心理因素和其他因素			10	
	能够对老年人进行体格测量，并根据测量数据，准确分析其营养状态			10	
	能够根据老年人的临床表现和生化检查结果，分析其可能缺乏的营养素			10	
	能够使用老年人营养不良风险评估表准确分析老年人的营养状态			10	
综合素养（20%）	积极参加学习活动，善于沟通协作			5	
	具备独立思考和解决问题的能力			5	
	传承中华传统美德，在生活中主动关爱、帮助老年人			5	
	对养老护理行业充满热情和责任感			5	
合计				100	
自我评价					
教师评价					

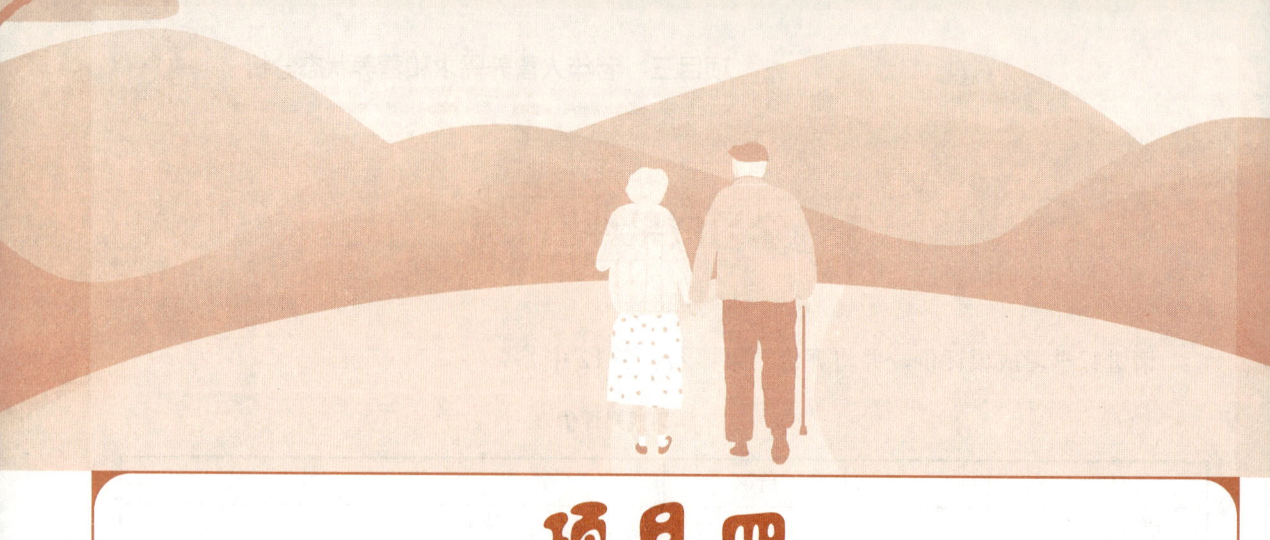

项目四
老年人营养食谱编制

项目引言

老年人对营养的需求会随着年龄的增长和身体状况的改变而发生变化。根据老年人的身体状况，为其编制营养食谱，使其每日摄入充足且比例合理的能量和营养素，对保证老年人身体健康、提高老年人晚年生活质量具有十分重要的意义。本项目主要介绍营养成分计算法和食物交换份法两种食谱编制方法。

知识目标

- 理解每日能量需要量和产能营养素全日应提供的能量的计算方法。
- 理解产能营养素每日需要量和每餐需要量的计算方法。
- 理解主食、副食的品种和需要量的确定方法。
- 理解纯能量食物需要量的确定方法。
- 掌握总食物交换份数的确定方法。
- 了解各类食物的交换份数的确定方法。
- 掌握三餐各类食物的交换份数和需要量的确定方法。

素质目标

- 增强营养健康意识，具备为老年人编制营养食谱的能力。
- 树立均衡膳食理念，增强老年人健康管理能力。

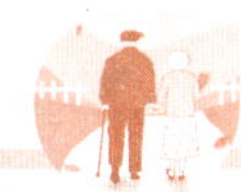

任务一　使用营养成分计算法编制食谱

情境导入

王阿姨做完手术后一直在家休养。一段时间过后，其家人发现王阿姨虽然病情得到了缓解，但是出现了体重减轻、疲倦乏力等营养不良症状。为了改善王阿姨的营养状态，王阿姨的家人决定求助社区养老服务中心的工作人员李娟，希望她能够为王阿姨编制营养食谱。李娟在了解了王阿姨的健康状况、饮食习惯后，决定使用营养成分计算法为其编制营养食谱。

最终，李娟编制了一份详细的营养食谱，并向王阿姨和她的家人讲述了食谱中每道菜品的食材选择和烹调方法。她还建议王阿姨的家人跟踪记录王阿姨的饮食情况，并定期进行营养评估，以便及时调整食谱，确保王阿姨能够充分摄取所需的营养，逐步恢复健康。

思考：

李娟是如何使用营养成分计算法为王阿姨编制食谱的？

营养成分计算法是一种根据用餐对象的生理状态判断其能量需要量，据此推算其所需三大产能营养素的量，然后反推出其所需食物的量，最后将食物搭配成一日三餐的方法。使用营养成分计算法编制一日食谱的步骤如图 4-1 所示。

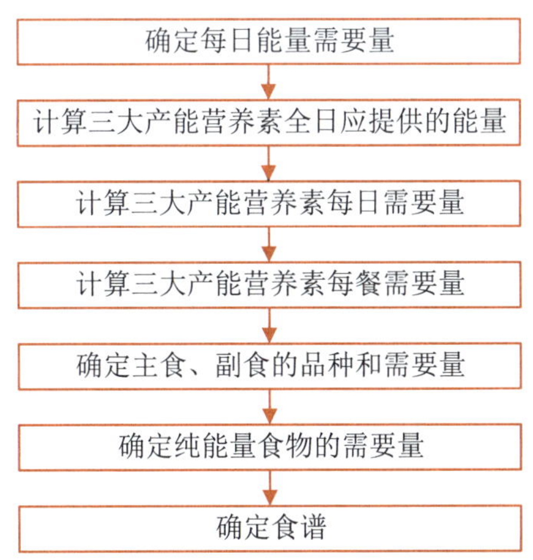

图 4-1　使用营养成分计算法编制一日食谱的步骤

一、确定每日能量需要量

确定老年人每日能量需要量的方法包括查表法和计算法。

（一）查表法

查表法即根据老年人的性别、年龄、身体活动水平等，直接在《中国居民膳食营养素参考摄入量（2023 版）》中查询老年人每日能量需要量的方法。例如，李大伯，76 岁，低身体活动水平，查《中国居民膳食营养素参考摄入量（2023 版）》，得其每日能量需要量约为 1 800 kcal。

（二）计算法

计算法即通过计算老年人的标准体重和每日每千克标准体重所需能量的乘积，从而获得老年人每日能量需要量的方法。使用计算法计算老年人每日能量需要量的具体过程如下。

1．计算标准体重

标准体重$=(\text{身高}-105)\times 0.9$。其中，标准体重的单位为 kg，身高的单位为 cm。假设，李大伯的身高为 175 cm，体重为 83 kg，则其标准体重$=(175-105)\times 0.9=63\ (\text{kg})$。

2．确定每日每千克标准体重所需能量

老年人的体形（根据 BMI 判断）和身体活动水平不同，老年人每日每千克标准体重所需能量也不同，具体数据如表 4-1 所示。

表 4-1　老年人每日每千克标准体重所需能量

单位：kcal/kg

体形	身体活动水平		
	低	中	高
偏瘦	40	45	45～55
正常	35	40	45
肥胖	20～30	30～35	35～40

同样以李大伯为例，根据 BMI 计算公式，可得李大伯的 $\text{BMI}=83\div(1.75)^2\approx 27$，根据项目三中 BMI 的相关知识点，界定李大伯的体形为肥胖。根据表 4-1，确定李大伯每日每千克标准体重所需能量为 20～30 kcal/kg。

3．计算每日能量需要量

已知每日能量需要量$=$标准体重$\times$每日每千克标准体重所需能量，则李大伯每日能量需要量$=63\times(20\sim30)=1\,260\sim1\,890\ (\text{kcal})$。

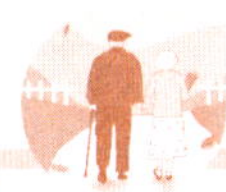

二、计算三大产能营养素全日应提供的能量

膳食能量的主要来源为碳水化合物、脂肪和蛋白质。其中，碳水化合物提供的能量占膳食总能量的 50%～65%，脂肪提供的能量占膳食总能量的 20%～30%，蛋白质提供的能量占膳食总能量的 10%～15%。假设李大伯每日能量需要量为 1 800 kcal，若碳水化合物、脂肪、蛋白质提供的能量占膳食总能量的比例分别为 60%、25%、15%，则三种产能营养素全日应提供的能量分别为：

碳水化合物全日应提供的能量＝1 800×60%＝1 080 (kcal)

脂肪全日应提供的能量＝1 800×25%＝450 (kcal)

蛋白质全日应提供的能量＝1 800×15%＝270 (kcal)

三、计算三大产能营养素每日需要量

产能营养素每日需要量＝产能营养素全日应提供的能量÷每克产能营养素产生的能量。假设每克碳水化合物产生的能量为 4 kcal、每克脂肪产生的能量为 9 kcal、每克蛋白质产生的能量为 4 kcal，则李大伯对三种产能营养素的每日需要量分别为：

碳水化合物的每日需要量＝1 080：4＝270 (g)

脂肪的每日需要量＝450÷9＝50 (g)

蛋白质的每日需要量＝270÷4＝67.5 (g)

四、计算三大产能营养素每餐需要量

计算三种产能营养素每餐需要量前，应确定三餐的能量分配比例。一般情况下，早餐提供的能量应占全日总能量的 25%～30%，午餐提供的能量应占全日总能量的 30%～40%，晚餐提供的能量应占全日总能量的 30%～35%。假设李大伯的早餐、午餐、晚餐提供的能量占全日总能量的比例分别为 30%、40%、30%，则李大伯的三餐对三种产能营养素的需要量如下。

早餐：

碳水化合物的需要量＝270×30%＝81 (g)

脂肪的需要量＝50×30%＝15 (g)

蛋白质的需要量＝67.5×30%＝20.25 (g)

午餐：

碳水化合物的需要量＝270×40%＝108 (g)

脂肪的需要量＝50×40%＝20 (g)

蛋白质的需要量＝67.5×40%＝27 (g)

晚餐：

碳水化合物的需要量 = 270 × 30% = 81 (g)

脂肪的需要量 = 50 × 30% = 15 (g)

蛋白质的需要量 = 67.5 × 30% = 20.25 (g)

五、确定主食、副食的品种和需要量

已知三种产能营养素的需要量，查《中国食物成分表：标准版（第 6 版）》（以下简称《食物成分表》）即可确定主食和副食的品种和需要量。

（一）确定主食的品种和需要量

《中国居民膳食营养素参考摄入量（2023 版）》相关表

主食的品种主要根据老年人的饮食习惯确定，主食的需要量主要根据主食中碳水化合物的含量确定。

例如，假设李大伯早餐以馒头（提供 75%的碳水化合物）和红薯（提供 25%的碳水化合物）为主食，午餐和晚餐都以米饭为主食，查《食物成分表》可知，每 100 g 馒头含 47 g 碳水化合物，每 100 g 红薯含 15.3 g 碳水化合物，每 100 g 米饭含 25.9 g 碳水化合物，则李大伯三餐主食的需要量如下。

早餐：

馒头的需要量 = 81 × 75% ÷ 47% ≈ 129.26 (g)

红薯的需要量 = 81 × 25% ÷ 15.3% ≈ 132.35 (g)

午餐：

米饭的需要量 = 108 ÷ 25.9% ≈ 416.99 (g)

晚餐：

米饭的需要量 = 81 ÷ 25.9% ≈ 312.74 (g)

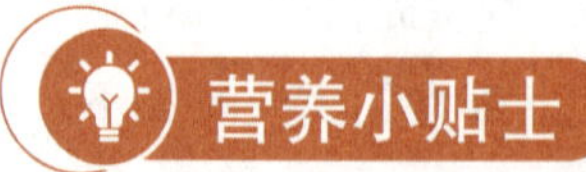

若老年人所食用的蔬菜、水果和动物性食物中碳水化合物的含量较高，在计算三餐主食的需要量时，应先减去蔬菜、水果和动物性食物中碳水化合物的含量。

（二）确定副食的品种和需要量

副食的品种和需要量主要根据各类副食中蛋白质的含量确定。因为主食中也含有一定量的蛋白质，所以在确定副食的需要量时，应先减去主食中蛋白质的含量。下面以李大伯为例，介绍确定副食的品种和需要量的具体步骤。

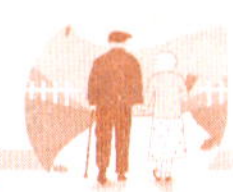

1．计算三餐主食中蛋白质的含量

查《食物成分表》可知，每 100 g 馒头含 7 g 蛋白质，每 100 g 红薯含 0.7 g 蛋白质，每 100 g 米饭含 2.6 g 蛋白质，则李大伯三餐主食中蛋白质的含量分别为：

$$早餐主食中蛋白质的含量=129.26\times7\%+132.35\times0.7\%\approx9.97\ (g)$$

$$午餐主食中蛋白质的含量=416.99\times2.6\%\approx10.84\ (g)$$

$$晚餐主食中蛋白质的含量=312.74\times2.6\%\approx8.13\ (g)$$

2．计算三餐副食中蛋白质的含量

用三餐蛋白质的需要量减去三餐主食中蛋白质的含量，可得三餐副食中蛋白质的需要量，则李大伯三餐副食中蛋白质的需要量分别为：

$$早餐副食中蛋白质的需要量=20.25-9.97=10.28\ (g)$$

$$午餐副食中蛋白质的需要量=27-10.84=16.16\ (g)$$

$$晚餐副食中蛋白质的需要量=20.25-8.13=12.12\ (g)$$

假设早餐副食中的蛋白质全部由奶类提供，午餐副食中 2/3 的蛋白质由动物性食物提供，剩下的由豆制品提供，晚餐副食中的蛋白质全部由蛋类提供，则：

$$奶类中蛋白质的含量=10.28\ (g)$$

$$动物性食物中蛋白质的含量=16.16\times2/3\approx10.77\ (g)$$

$$豆制品中蛋白质的含量=16.16-10.77=5.39\ (g)$$

$$蛋类中蛋白质的含量=12.12\ (g)$$

3．确定奶类、动物性食物、豆制品和蛋类的品种和需要量

假设李大伯早餐饮用的奶类为全脂纯牛奶，午餐食用的动物性食物和豆制品分别为牛里脊肉和北豆腐，晚餐食用的蛋类为鸡蛋，查《食物成分表》可知，每 100 g 全脂纯牛奶含 3.3 g 蛋白质，每 100 g 牛里脊肉含 22.2 g 蛋白质，每 100 g 北豆腐含 9.2 g 蛋白质，每 100 g 鸡蛋含 13.1 g 蛋白质，则：

$$全脂纯牛奶的需要量=10.28\div3.3\%\approx311.52\ (g)$$

$$牛里脊肉的需要量=10.77\div22.2\%\approx48.51\ (g)$$

$$北豆腐的需要量=5.39\div9.2\%\approx58.59\ (g)$$

$$鸡蛋的需要量=12.12\div13.1\%\approx92.52\ (g)$$

4．确定蔬菜、水果的品种和需要量

蔬菜、水果的品种主要根据老年人的饮食习惯、市场的供应情况和菜品搭配需要等确定；蔬菜、水果的需要量主要根据中国老年人平衡膳食宝塔中蔬菜和水果的推荐摄入量确定。

例如，根据菜品搭配需要和中国老年人平衡膳食宝塔中蔬菜和水果的推荐摄入量，李大伯早餐可搭配 100 g 黄瓜、200 g 苹果，午餐可搭配 100 g 青椒（搭配牛肉）、200 g 小白菜（搭配北豆腐）、100 g 香蕉，晚餐可搭配 100 g 西红柿（搭配鸡蛋）。

六、确定纯能量食物的需要量

纯能量食物包括植物油、动物油等，这些食物是膳食脂肪的主要来源。《中国居民膳食指南（2022）》建议，脂肪的摄入来源应以植物油为主，动物油为辅，因此老年人应将植物油作为纯能量食物的主要来源。因为主食、副食中也含有一定量的脂肪，所以在确定植物油的需要量时，应先减去主食、副食中脂肪的含量。李大伯三餐主食、副食中脂肪的含量如表 4-2 所示。

表 4-2　李大伯三餐主食、副食中脂肪的含量

单位：g

餐别	食物名称	需要量	每 100 g 可食部中脂肪的含量	脂肪的总含量
早餐	馒头	129.26	1.1	1.42
	红薯	132.35	0.2	0.26
	全脂纯牛奶	311.52	3.6	11.21
	黄瓜	100	0.2	0.2
	苹果	200	0.2	0.4
午餐	米饭	416.99	0.3	1.25
	牛里脊肉	48.51	0.9	0.44
	北豆腐	58.59	8.1	4.75
	青椒	100	0.3	0.3
	小白菜	200	0.3	0.6
	香蕉	100	0.2	0.2
晚餐	米饭	312.74	0.3	0.94
	鸡蛋	92.52	8.6	7.96
	西红柿	100	0.2	0.2
合计				30.13

由表 4-2 可知，李大伯三餐主食、副食中总脂肪含量为 30.13 g，将脂肪的每日需要量减去三餐主食、副食中总脂肪含量，可得纯能量食物中脂肪的需要量，即：

纯能量食物中脂肪的需要量 = 50 − 30.13 = 19.87 (g)

假设李大伯摄入的纯能量食物为菜籽油，查《食物成

《食物成分表》——油脂类一般营养成分

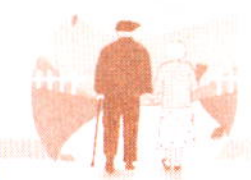

分表》可知，每 100 g 菜籽油含 99.9 g 脂肪，则：

$$菜籽油的需要量 = 19.87 \div 99.9\% \approx 19.89\ (g)$$

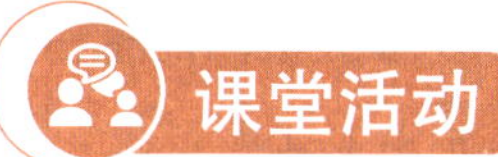

讨论：如果李大伯食用的是猪油，则猪油的需要量是多少？

七、确定食谱

完成上述步骤后，即可确定李大伯一天的营养食谱（见表 4-3）。

表 4-3　李大伯一天的营养食谱

餐别	食谱与食用量
早餐	馒头（129 g）、红薯（132 g）、全脂纯牛奶（312 g）、凉拌黄瓜（黄瓜 100 g、菜籽油 5 g）、苹果（200 g）
午餐	米饭（417 g）、青椒炒牛里脊肉（青椒 100 g、牛里脊肉 49 g、菜籽油 5 g）、小白菜炖北豆腐（小白菜 200 g、北豆腐 59 g、菜籽油 5 g）
晚餐	米饭（313 g）、西红柿炒鸡蛋（西红柿 100 g、鸡蛋 93 g、菜籽油 5 g）

注：此表中的数据根据表 4-2 中的数据使用四舍五入规则取整得到。

在使用营养成分计算法编制食谱时，需要注意以下两点。

（1）不需要严格按照《中国居民膳食指南（2022）》建议的营养素推荐摄入量精准设定每一份食谱中营养素的含量，因为随着季节和生活方式等的变化，老年人对能量和营养素的需要量也会发生变化。

（2）当老年人开始按照食谱用餐后，还需要对其进行跟踪调查和营养状态评价。如果发现老年人按照食谱用餐一段时间后，出现能量供应不足、营养素缺乏等情况，则必须及时调整和完善食谱。

任务实施

使用营养成分计算法为王爷爷编制食谱

任务描述：

王爷爷今年 65 岁，身高 175 cm，体重 80 kg，身体状况良好，退休后被高校返聘，从事教学指导工作。已知王爷爷早餐以小米粥（提供 70%的碳水化合物）和红薯（提供 30%的碳水化合物）为主食，以鸡蛋为副食；午餐以米饭为主食，以瘦猪肉、鲫鱼、北豆腐为副食；晚餐以馒头为主食，以豆浆、牛里脊肉为副食。

假设王爷爷每日能量需要量为 1 750 kcal，碳水化合物、脂肪和蛋白质全日应提供的能量占膳食总能量的比例分别为 60%、25%和 15%，一天中早餐、午餐、晚餐提供的能量占全日总能量的比例分别为 30%、40%和 30%。计算过程中涉及的相关数据如表 4-4 所示。

表 4-4　计算过程中涉及的相关数据

单位：g

食物名称	小米粥	红薯	鸡蛋	米饭	瘦猪肉	鲫鱼	北豆腐	馒头	豆浆	牛里脊肉
每 100 g 可食部中碳水化合物的含量	1.4	15.3	2.4	25.9	1.5	0.7	0	47	1.2	2.4
每 100 g 可食部中蛋白质的含量	8.4	0.7	13.1	2.6	20.3	18	9.2	7	3	22.2

根据上述已知条件，结合所学知识，使用营养成分计算法为王爷爷编制营养食谱。

任务要求：

（1）学生完成任务描述中的任务后，将计算过程和编制的营养食谱整理成报告。

（2）教师选择几名学生，让其在课堂上讲解自己的报告，其他学生进行提问或点评。

任务评价：

教师根据学生的完成情况，按表 4-5 为学生打分。

表 4-5　任务评价表

评价内容	分值	教师评分
积极、认真地参与任务实施活动	10	
能够准确计算出主食的需要量	20	
能够准确计算出副食的需要量	20	
能够编制出合理的食谱	20	
报告内容详细、完整	10	
能够正确回答其他学生提出的问题	20	
合计	100	

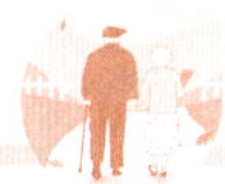

任务二　使用食物交换份法编制食谱

情境导入

小童是养老护理专业的一名学生，暑假期间，他发现爷爷的日常膳食比较单一，主要以米饭和蔬菜为主，缺乏肉类、奶制品、豆制品等。小童意识到，这样的膳食结构可能导致爷爷无法摄入足够的蛋白质、维生素和矿物质，进而影响身体健康。为了帮助爷爷改善饮食，确保营养均衡，小童决定使用食物交换份法为爷爷编制一日营养食谱。

思考：

小童应如何使用食物交换份法为爷爷编制一日营养食谱？

食物交换份法是将食物按照特性和所含营养素的量进行分类，并在每一类食物中规定大约能够提供 90 kcal 能量的食物作为一个食物交换份，然后确定在不同能量需求下的食物种类和质量的一种简单的食谱设计方法。使用食物交换份法编制一日食谱的步骤如图 4-2 所示。

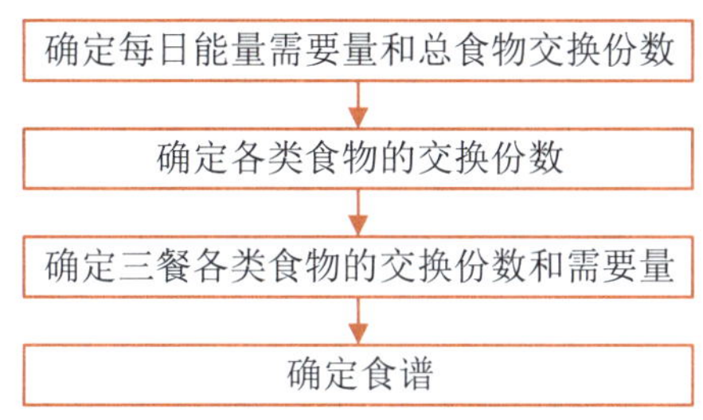

图 4-2　使用食物交换份法编制一日食谱的步骤

一、确定每日能量需要量和总食物交换份数

（一）确定每日能量需要量

老年人每日能量需要量的确定方法与营养成分计算法中的相同。例如，张阿姨，65 岁，身高 168 cm，体重 61 kg，低身体活动水平，使用计算法可得张阿姨的标准体重 $=(168-105)\times0.9=56.7\ (\text{kg})$，张阿姨每日每千克标准体重所需能量为 35 kcal/kg，则张阿姨每日能量需要量 $=56.7\times35=1\,984.5\ (\text{kcal})$。

（二）确定总食物交换份数

由食物交换份法的定义可知，总食物交换份数 = 每日能量需要量 ÷ 90，则张阿姨所需的总食物交换份数 =1984.5 ÷ 90 ≈ 22 (份)。

课堂活动

赵阿姨身高 162 cm，体重 55 kg，则其每日能量需要量和所需的总食物交换份数分别是多少？

二、确定各类食物的交换份数

（一）对食物进行分类

按照食物特性和所含类似营养素的量，可将常见食物分成谷薯组、蔬果组、肉蛋组、油脂组四大组，谷薯类、蔬菜类、水果类、豆类及豆制品、奶制品、肉蛋水产品类、坚果类、油脂类八小类。按照能够提供 90 kcal 能量的各类食物的重量、三大产能营养素的含量，列出的食物交换份表如表 4-6 所示。

表 4-6 食物交换份表

组别	类别		每份重量/g	能量/kcal	蛋白质/g	脂肪/g	碳水化合物/g
谷薯组	谷薯类		25	90	2	—	20
蔬果组	蔬菜类		500	90	5	—	17
	水果类		200	90	1	—	21
肉蛋组	豆类及豆制品	豆类	25	90	9	4	4
		豆制品	100	90	9	4	4
	奶制品		160	90	5	5	6
	肉蛋水产品类	肉类	50	90	9	6	—
		蛋类	60	90	9	6	—
		水产品类	100	90	9	6	—
油脂组	坚果类		15	90	4	7	2
	油脂类		10	90	—	10	—

（二）列出各类食物的等值食物交换份表

各类食物的等值食物交换份表如表 4-7～表 4-12 所示。

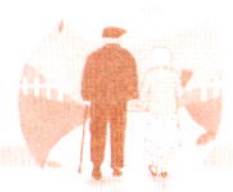

表 4-7　谷薯类等值食物交换份表

食物	重量/g	食物	重量/g
大米、小米、糯米、薏米	25	干粉条、干莲子	25
高粱米	25	油条、油饼、苏打饼干	25
小麦粉、米粉、玉米粉	25	烧饼、馒头	35
燕麦面、莜麦面、荞麦面、苦荞面	25	咸面包、窝窝头、生面条、魔芋条	35
各种挂面	25	马铃薯、山药、藕	75
通心粉	25	米饭	130
绿豆、红小豆、干豌豆	25	凉粉	300

注：每份提供能量 90 kcal、蛋白质 2 g、碳水化合物 20 g。

表 4-8　蔬菜类等值食物交换份表

食物	重量/g	食物	重量/g
大白菜、圆白菜、菠菜、油菜	500	白萝卜、青椒、茭白	400
韭菜、茴香、茼蒿	500	冬笋、南瓜、花椰菜	350
芹菜、莴苣	500	鲜豇豆、扁豆、四季豆	250
西葫芦、西红柿、冬瓜、苦瓜	500	胡萝卜、蒜苗、洋葱	200
黄瓜、茄子、丝瓜	500	荸荠	150
空心菜、苋菜、芦笋	500	芋头	100
绿豆芽、鲜蘑、水浸海带	500	毛豆、鲜豌豆	70

注：每份提供能量 90 kcal、蛋白质 5 g、碳水化合物 17 g。

表 4-9　水果类等值食物交换份表

食物	重量/g	食物	重量/g
西瓜	750	葡萄、樱桃	200
草莓	300	金橘	200
鸭梨、杏、柠檬	250	黄桃、苹果	200
柚子、枇杷	225	柿子、香蕉、鲜荔枝	150

注：每份提供能量 90 kcal、蛋白质 1 g、碳水化合物 21 g。

表 4-10　豆类及豆制品、奶制品等值食物交换份表

食物	重量/g	食物	重量/g
豆浆粉、干黄豆	25	豆浆	400
油豆腐	30	全脂奶粉	20
豆腐丝、豆腐干	50	脱脂奶粉	25
北豆腐	100	酸奶、全脂牛奶	150
嫩豆腐	150	脱脂牛奶	245

注：每份豆类及豆制品提供能量 90 kcal、蛋白质 9 g、脂肪 4 g、碳水化合物 4 g，每份奶制品提供能量 90 kcal、蛋白质 5 g、脂肪 5 g、碳水化合物 6 g。

表 4-11　肉蛋水产品类等值食物交换份表

食物	重量/g	食物	重量/g
熟火腿、肉松	20	鸭蛋、鸡蛋、鹌鹑蛋	60
肥猪肉	25	带鱼、鲤鱼、甲鱼	80
熟叉烧肉（无糖）、午餐肉	35	大黄鱼、鳝鱼、鲫鱼	80
熟酱牛肉、酱鸭、肉肠	35	河蚌、河蚬	200
瘦猪肉、瘦牛肉、瘦羊肉	50	对虾、青虾、蛤蜊肉	100
鸭肉、鸡肉、鹅肉	50	蟹肉、水浸鱿鱼	100

注：每份提供能量 90 kcal、蛋白质 9 g、脂肪 6 g。

表 4-12　坚果类、油脂类等值食物交换份表

食物	重量/g	食物	重量/g
核桃仁	15	牛油	10
杏仁、松子仁、花生米	15	羊油	10
葵花子（带壳）	25	花生油、香油	10
西瓜子（带壳）	40	玉米油、菜籽油	10
猪油	10	豆油	10

注：每份坚果类提供能量 90 kcal、蛋白质 4 g、脂肪 7 g、碳水化合物 2 g，每份油脂类提供能量 90 kcal、脂肪 10 g。

（三）确定不同能量需求下老年人所需的各类食物的交换份数

根据食物交换份表和各类食物的等值食物交换份表，结合不同能量需求下老年人推荐食物摄入量，确定的不同能量需求下老年人所需的各类食物的交换份数如表 4-13 所示。

表 4-13　不同能量需求下老年人所需的各类食物的交换份数

能量/kcal	总食物交换份数	谷薯组 谷薯类 交换份数	谷薯组 谷薯类 质量/g	蔬果组 蔬菜类 交换份数	蔬果组 蔬菜类 质量/g	蔬果组 水果类 交换份数	蔬果组 水果类 质量/g	油脂组 坚果类 交换份数	油脂组 坚果类 质量/g	油脂组 油脂类 交换份数	油脂组 油脂类 质量/g
1 400	16	8	200	0.5	250	1	200	0.5	7.5	2	20
1 600	18	9	225	1	500	1	200	0.5	7.5	2	20
1 800	20	10	250	1	500	1	200	0.5	7.5	3	30
2 000	22	12	300	1	500	1	200	0.5	7.5	3	30
2 200	24.5	12	300	1	500	2	400	0.5	7.5	3	30

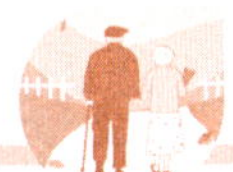

续表

能量/kcal	总食物交换份数	肉蛋组											
		豆类及豆制品				奶制品		肉蛋水产品类					
		豆类		豆制品				肉类		蛋类		水产品类	
		交换份数	质量/g	交换份数	质量/g	交换份数	质量/g	交换份数	质量/g	交换份数	质量/g	交换份数	质量/g
1 400	16	0.5	12.5	0.5	50	1	160	0.5	25	1	60	0.5	50
1 600	18	0.5	12.5	0.5	50	1	160	1	50	1	60	0.5	50
1 800	20	0.5	12.5	0.5	50	1	160	1	50	1	60	0.5	50
2 000	22	0.5	12.5	0.5	50	1	160	1	50	1	60	0.5	50
2 200	24.5	0.5	12.5	0.5	50	1	160	1.5	75	1	60	1.5	150

注：本表所列食物搭配并非固定模式，可根据老年人的饮食习惯和中国老年人平衡膳食宝塔加以调整。

张阿姨每日所需能量约为 2 000 kcal，总食物交换份数为 22，查表 4-13 可知，张阿姨需要摄入 12 份谷薯类食物、1 份蔬菜类食物、1 份水果类食物、1 份豆类及豆制品（包括 0.5 份豆类食物和 0.5 份豆制品）、1 份奶制品、2.5 份肉蛋水产品类食物（包括 1 份肉类食物、1 份蛋类食物和 0.5 份水产品类食物）、0.5 份坚果类食物、3 份油脂类食物。

三、确定三餐各类食物的交换份数和需要量

按照三餐所提供的能量占全日总能量的比例，结合表 4-13，将不同能量需求下老年人所需的总食物交换份数和各类食物的交换份数大致分配到一日三餐中，即得三餐各类食物的交换份数和需要量。

例如，大致按照早餐 30%、午餐 40%、晚餐 30%的能量供应比例，将张阿姨所需的 22 个食物交换份分配到三餐中，结合表 4-13，可得张阿姨三餐各类食物的交换份数和需要量，具体如表 4-14 所示。

表 4-14　张阿姨三餐各类食物的交换份数和需要量

食物种类			早餐（30%）		午餐（40%）		晚餐（30%）	
			交换份数	需要量/g	交换份数	需要量/g	交换份数	需要量/g
谷薯组	谷薯类		3.5	87.5	5	125	3.5	87.5
蔬果组	蔬菜类		—	—	0.5	250	0.5	250
	水果类		0.5	100	0.5	100	—	—
肉蛋组	豆类及豆制品	豆类	0.5	12.5	—	—	—	—
		豆制品	—	—	0.5	50	—	—
	奶制品		—	—	—	—	1	160

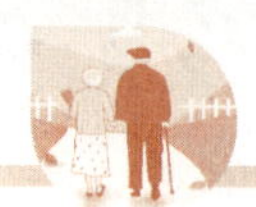

续表

食物种类			早餐（30%）		午餐（40%）		晚餐（30%）	
			交换份数	需要量/g	交换份数	需要量/g	交换份数	需要量/g
肉蛋组	肉蛋水产品类	肉类	—	—	1	50	—	—
		蛋类	1	60	—	—	—	—
		水产品类	—	—	—	—	0.5	50
油脂组	坚果类		0.5	7.5	—	—	—	—
	油脂类		0.5	5	1.5	15	1	10
合计			6.5	—	9	—	6.5	—

四、确定食谱

根据三餐各类食物的交换份数和需要量，结合老年人的饮食习惯和口味偏好设计食谱。例如，根据表 4-14，可为张阿姨设计如表 4-15 所示的一日食谱。

表 4-15　张阿姨的一日食谱

餐别	食物名称	原料名称	原料重量/g	交换份数
早餐	鸡蛋饼	小麦粉	87.5	3.5
		鸡蛋	60	1
		菜籽油	5	0.5
	香卤黄豆	黄豆	12.5	0.5
	核桃仁	核桃仁	7.5	0.5
	苹果	苹果	100	0.5
午餐	米饭	大米	125	5
	芹菜炒牛肉	芹菜	250	0.5
		牛里脊肉	50	1
		菜籽油	10	1
	煎豆腐	北豆腐	50	0.5
		菜籽油	5	0.5
	香蕉	香蕉	100	0.5
晚餐	大米粥	大米	87.5	3.5
	清炒菠菜	菠菜	250	0.5
		菜籽油	10	1
	清蒸对虾	对虾	50	0.5
	酸奶	酸奶	160	1

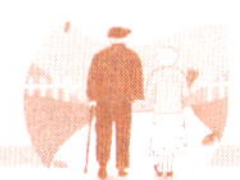

需要注意的是，表 4-15 中所列的食物并非固定搭配，在设计食谱的过程中，可根据老年人的实际情况调整食谱中食物的种类。

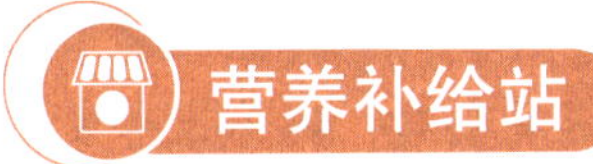

一日食谱的评价与调整

1. 判断食物种类是否多样

将一日食谱中的食物进行分类，判断食物是否多样。

2. 计算食物营养素摄入量

参照《食物成分表》，计算一日食谱中膳食能量和膳食营养素的供给量。一般认为，一日食谱中膳食能量的供给量与《中国居民膳食营养素参考摄入量（2023 版）》中推荐的能量摄入量存在 5%左右的误差、膳食营养素的供给量与《中国居民膳食营养素参考摄入量（2023 版）》中推荐的营养素摄入量存在 10%左右的误差，均视为合理。

3. 判断食谱是否合理

判断食谱是否合理的依据如下：① 三种产能营养素的供能比例分别为碳水化合物 50%～65%、脂肪 20%～30%、蛋白质 10%～15%；② 优质蛋白质占总蛋白质的比例不低于 50%；③ 早餐、午餐、晚餐提供的能量占全日总能量的比例分别为 25%～30%、30%～40%和 30%～35%。

孝亲敬老

为老年人“量身定制”营养餐

2023 年 11 月底，杭州市余杭区老年食堂厨艺争霸赛火热开赛，来自各镇街老年食堂的 36 名大厨同场竞技。这场比赛旨在提高老年食堂的餐饮质量，为老年人带来更多元化、更健康的饮食选择，让每一位老年人都能吃到美味可口、营养丰富的饭菜。

这场比赛分中餐和点心两个比拼项目。在中餐比拼中，参赛队伍别出心裁，将当地特色融入菜品。例如，鸬鸟代表队带来的“喜结莲梨”里加入了鸬鸟蜜梨，使汤汁更清甜爽口；径山代表队带来的“茶香肉圆”里加入了径山茶，使这道菜品不仅充满茶香，而且软糯不油腻；百丈代表队带来的“黄金鱼丸”松松软软，评委们品尝后都感觉唇齿留香，并连连竖起大拇指。

在点心比拼中，不少大厨结合老年人的生理特点和营养需求，制作的糕点不仅美味

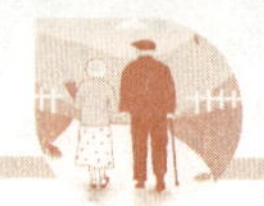

还很健康，让老年人倍感安心与暖心。“我们制作的火龙果山药糕口感绵软，适合老年人食用，而且食用山药还可以提高免疫力，改善心血管功能，降低血糖水平。”某老年食堂的一名大厨说。

据了解，截至2023年11月30日，余杭区共有12个集中配送餐中心、46家老年食堂、92个助餐服务点，42支送餐服务队伍，日均助餐11 000余人，逐步形成了以“配送餐中心+老年食堂+助餐服务点”为主，以“送餐入户”为辅的助餐模式，依托“舒心养老”智慧助餐系统，借助“户籍地提供政策、居住地提供服务”的创新服务方式，率先在浙江省范围内有效做到使老年人跨镇街就近就便优惠就餐。

（资料来源：朱筱，《这场厨王争霸为老人“量身定制”》，杭州市余杭区人民政府官网，2023年11月30日）

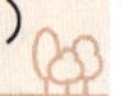

任务实施

使用食物交换份法为刘爷爷编制食谱

任务描述：

刘爷爷今年65岁，身高178 cm，体重86 kg，现在退休在家，身体状况良好。请使用食物交换份法为刘爷爷编制一日食谱。

任务要求：

（1）学生根据任务描述中的已知条件，分别计算刘爷爷每日能量需要量和总食物交换份数、三餐各类食物的交换份数和需要量，并编制最终食谱，最后将编制食谱的过程和编制好的食谱整理成报告。

（2）教师选择几名学生，让其在课堂上分享自己的报告，其他学生进行提问或点评。

任务评价：

教师根据学生的完成情况，按表4-16为学生打分。

表4-16　任务评价表

评价内容	分值	教师评分
积极、认真地参与任务实施活动	15	
能够准确计算出刘爷爷每日能量需要量和总食物交换份数	20	
能够准确计算出刘爷爷三餐各类食物的交换份数和需要量	20	
能够编制出合理的食谱	10	
报告内容详细、完整	15	
能够正确回答其他学生提出的问题	20	
合计	100	

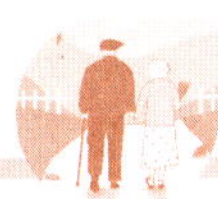

学习成果自测

1. 填空题

（1）确定老年人每日能量需要量的方法包括__________和__________。

（2）蛋白质提供的能量占膳食总能量的__________。

（3）在使用营养成分计算法计算三种产能营养素的每日需要量时，常假设每克碳水化合物产生的能量为__________kcal、每克脂肪产生的能量为__________kcal、每克蛋白质产生的能量为__________kcal。

（4）主食的需要量主要根据主食中______________________的含量确定。

2. 选择题

（1）已知老年人的（　　）和每日每千克标准体重所需能量，即可计算出老年人每日能量需要量。

A. 标准体重　　B. 实际体重

C. BMI　　D. 腰臀比

（2）如果某位老年人对碳水化合物、脂肪和蛋白质的每日需要量分别为 300 g、50 g 和 60 g，假设早餐、午餐、晚餐提供的能量占全日总能量的比例分别为 30%、40%和 30%，则老年人午餐需要摄入碳水化合物、脂肪和蛋白质分别为（　　）。

A. 120 g、20 g、24 g　　B. 90 g、15 g、24 g

C. 120 g、15 g、18 g　　D. 90 g、20 g、18 g

（3）在根据副食中蛋白质的含量确定副食的品种和需要量时，应该先减去主食中（　　）的含量。

A. 碳水化合物　　B. 水

C. 蛋白质　　D. 脂肪

（4）假设一份食物交换份的能量为 90 kcal，则 2 000 kcal 膳食对应的食物交换份数为（　　）。

A. 18　　B. 20

C. 22　　D. 24

3. 简答题

（1）简述使用营养成分计算法编制食谱的步骤。

（2）简述使用食物交换份法编制食谱的步骤。

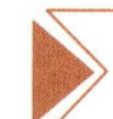

学习成果评价

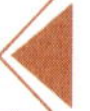

请进行学习成果评价，并将评价结果填入表4-17中。

表4-17　学习成果评价表

<table>
<tr><td>班级</td><td></td><td>姓名</td><td></td><td>学号</td><td></td></tr>
<tr><td>项目名称</td><td colspan="5">老年人营养食谱编制</td></tr>
<tr><td>评价项目</td><td colspan="3">评价内容</td><td>满分</td><td>评分</td></tr>
<tr><td rowspan="7">理论知识
（40%）</td><td colspan="3">每日能量需要量和产能营养素全日应提供的能量的计算方法</td><td>6</td><td></td></tr>
<tr><td colspan="3">产能营养素每日需要量和每餐需要量的计算方法</td><td>7</td><td></td></tr>
<tr><td colspan="3">主食、副食的品种和需要量的确定方法</td><td>6</td><td></td></tr>
<tr><td colspan="3">纯能量食物需要量的确定方法</td><td>6</td><td></td></tr>
<tr><td colspan="3">总食物交换份数的确定方法</td><td>4</td><td></td></tr>
<tr><td colspan="3">各类食物的交换份数的确定方法</td><td>5</td><td></td></tr>
<tr><td colspan="3">三餐各类食物的交换份数和需要量的确定方法</td><td>6</td><td></td></tr>
<tr><td rowspan="2">实践技能
（40%）</td><td colspan="3">能够使用营养成分计算法编制食谱</td><td>20</td><td></td></tr>
<tr><td colspan="3">能够使用食物交换份法编制食谱</td><td>20</td><td></td></tr>
<tr><td rowspan="4">综合素养
（20%）</td><td colspan="3">积极参加学习活动，善于沟通协作</td><td>5</td><td></td></tr>
<tr><td colspan="3">具备独立思考和解决问题的能力</td><td>5</td><td></td></tr>
<tr><td colspan="3">传承中华传统美德，在生活中主动关爱、帮助老年人</td><td>5</td><td></td></tr>
<tr><td colspan="3">对养老行业充满热情和责任感</td><td>5</td><td></td></tr>
<tr><td colspan="4">合计</td><td>100</td><td></td></tr>
<tr><td>自我评价</td><td colspan="5"></td></tr>
<tr><td>教师评价</td><td colspan="5"></td></tr>
</table>

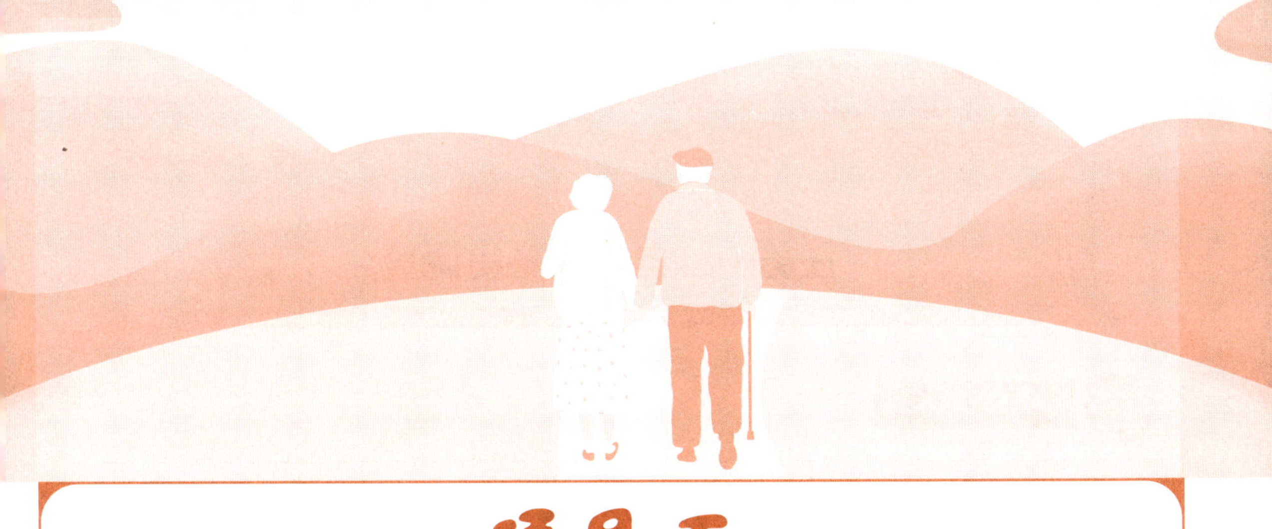

项目五
老年人膳食调查和膳食指导

项目引言

老年人的营养状态和膳食结构、饮食习惯等有着密切联系。使用合适的膳食调查方法可以了解一定时期内老年人的膳食结构和营养素摄入量，并对其进行评价。如果老年人的膳食结构不合理或营养素摄入量不足，可根据老年人膳食指导原则，为老年人提供膳食指导，帮助其改善营养状态，提高健康水平和生活质量。本项目主要介绍老年人膳食调查和老年人膳食指导的基础知识。

知识目标

- 了解 24 小时回顾法和称重法。
- 熟悉老年人膳食结构和营养素摄入量评价方法。
- 理解老年人膳食指导原则。
- 熟悉为一般老年人和高龄老年人提供膳食指导时应做的工作。

素质目标

- 学习对老年人进行膳食调查的科学方法，锻炼科学思维，提高独立思考和解决问题的能力。
- 培养对老年人进行膳食指导的工作热情，增强为老年人服务的意识。

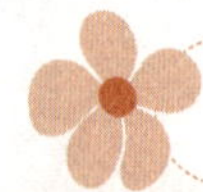

任务一　老年人膳食调查

情境导入

养老院的养老护理员李梅发现张阿姨最近总是无精打采，体重也减轻了，但是张阿姨每天都按时吃饭，也没有患特别严重的疾病。经过几天的观察，李梅发现张阿姨比较挑食，每餐都只吃自己喜欢吃的食物。为了进一步了解张阿姨的营养状态，李梅决定记录接下来两天张阿姨的膳食摄入情况。

第一天，李梅记录了张阿姨三餐摄入食物的名称，并根据经验估算了每种食物的重量。第二天，李梅不仅记录了张阿姨三餐摄入食物的名称，还记录了其摄入零食的名称和重量。根据两天的记录内容，她分析张阿姨是由蛋白质摄入过少导致的体重下降。

思考：

（1）李梅进行膳食调查的过程存在什么问题？

（2）李梅给出的膳食结果评价是否正确？

一、老年人膳食调查方法

老年人膳食调查即调查老年人在一定时间内摄入的膳食，计算其摄入的能量和营养素的量，进而评价其膳食结构和营养状态的过程。常用的老年人膳食调查方法包括 24 小时回顾法、称重法等。

（一）24 小时回顾法

24 小时回顾法是询问调查对象在调查开始前 24 小时内实际的膳食摄入情况，并填写 24 小时回顾法调查表，然后计算调查对象摄入食物的量的一种膳食调查方法。该方法所用时间较短，对调查对象的记忆水平要求相对较低（不适用于有记忆障碍的老年人），适用于家庭中个体的膳食调查。24 小时回顾法的基本操作步骤如下。

1. 告知调查对象

调查人员应首先向调查对象简要介绍调查内容，明确告知对方调查周期和调查地点等相关信息，以取得对方的配合。

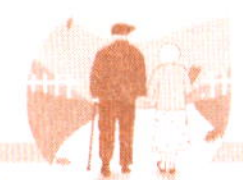

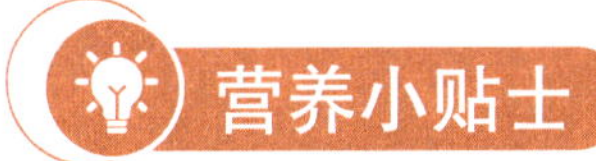

营养小贴士

在告知调查对象时，调查人员还需要熟悉调查对象家中常用的容器（如碗、盘子、杯子等）的容量和调查对象常吃食物的品种和重量。

2. 设计调查表

调查人员根据调查对象、调查目的和调查内容，设计24小时回顾法调查表（见表5-1）。

表5-1　24小时回顾法调查表

姓名__________ 性别_____ 年龄_____ 生理状况__________ 身体活动水平______ 个人人日数______

餐别	食物名称	原料名称	原料重量/g	原料是否全为可食部
早餐				
午餐				
晚餐				

注：① 生理状况填一般老年人或高龄老年人。
② 身体活动水平填低、中或高。
③ 早餐包括上午食用的零食（指非正餐时间食用的各种食物），午餐包括下午食用的零食，晚餐包括晚上食用的零食。

营养小贴士

个人人日数＝早餐餐次数×早餐餐次比＋午餐餐次数×午餐餐次比＋晚餐餐次数×晚餐餐次比。调查对象若用餐，则餐次数为1；若不用餐，则餐次数为0。餐次比指调查对象一天之中每餐摄入的食物占当天摄入食物总量的百分比，一般情况下，早餐、午餐、晚餐的餐次比宜为0.3、0.4、0.3。

3. 准备辅助工具

调查开始前，调查人员需要准备好调查所需的纸、笔、计算器等辅助工具。

4. 询问和记录

调查人员根据24小时回顾法调查表，按照调查对象进餐的时间顺序对其进行询问并做好记录。对于由多种原料组成的食物，应分别记录原料的名称，并估算每种原料的重量。

填完24小时回顾法调查表后，调查人员要及时对调查表中的内容进行检查和复核，避免错记、漏记。

5. 处理数据

根据24小时回顾法调查表中的数据和《食物成分表》，计算调查对象平均每日各类食物的摄入量、平均每日能量或营养素的摄入量。

（1）计算平均每日各类食物的摄入量，计算公式如下：

$$m = \frac{M_i}{V} \tag{5-1}$$

式中：

m ——平均每日各类食物的摄入量，单位为 g；

M_i ——调查期间调查对象摄入的某类食物的原料重量之和，单位为 g；

V ——调查期间调查对象个人人日数。

（2）计算平均每日能量或营养素的摄入量，计算公式如下：

$$I = \frac{\sum_{i=1}^{n}[(M_i \times A_i) \div 100 \times B_i]}{V} \tag{5-2}$$

式中：

I ——平均每日能量或营养素的摄入量，单位为 g；

n ——调查期间调查对象摄入食物的种类；

A_i ——调查期间调查对象摄入的某类食物的原料中可食部的比例；

B_i ——调查期间调查对象摄入的某类食物的原料每百克可食部中能量或营养素的含量，单位为 g。

6. 分析和反馈

将调查对象的平均每日能量和营养素摄入量与推荐的膳食能量和膳食营养素摄入量进行比较，评估调查对象膳食能量和膳食营养素需求获得满足的程度，同时将分析结果和建议反馈给调查对象。

在使用 24 小时回顾法进行膳食调查时，需要注意以下两点。

（1）调查人员在与调查对象交流时，要做到态度诚恳，以充分取得调查对象的配合，获得准确、完整的进食信息。

（2）由于我国居民日常饮食中摄入的食物种类较多，各种食物的摄入频率相差较大，故为了得出较全面、准确的调查结果，可连续 3 天使用 24 小时回顾法了解调查对象的进餐情况。

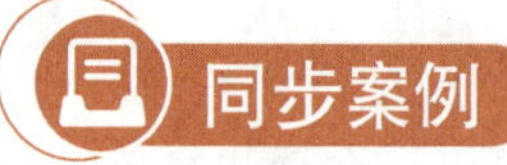

24 小时回顾法在膳食调查中的应用示例

下面介绍使用 24 小时回顾法调查李爷爷一天膳食摄入情况的具体步骤。

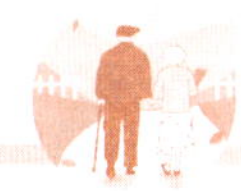

（1）做好和李爷爷的沟通工作，设计好 24 小时回顾法调查表，同时准备辅助工具。

（2）按照表 5-1，询问并记录过去 24 小时内李爷爷的膳食摄入情况。同时记录摄入食物的原料是否全为可食部，以便在计算食物中所含营养素的重量时去除原料中不可食部的重量。

（3）检查和复核 24 小时回顾法调查表的内容，最终结果如表 5-2 所示。

表 5-2　李爷爷的 24 小时回顾法调查表

姓名 李爷爷　性别 男　年龄 68　生理状况 一般老年人　身体活动水平 低　个人人日数 1

餐别	食物名称	原料名称	原料重量/g	原料是否全为可食部
早餐	米粥	稻米	20	是
	苹果	苹果	150	否
午餐	米饭	稻米	150	是
	红薯	红薯	50	否
	西红柿炒鸡蛋	西红柿	100	否
		鸡蛋	50	否
	红烧鸡翅	鸡翅	75	否
	金橘	金橘	100	否
晚餐	馒头	小麦粉	75	是
	瘦猪肉炒芹菜	瘦猪肉	50	是
		芹菜	100	否

（4）计算平均每日各类食物的摄入量。以谷类食物为例，由表 5-2 可知，李爷爷摄入的谷类食物为稻米和小麦粉，将相应数据代入式（5-1），可得李爷爷平均每日谷类食物的摄入量 $=(20+150+75)\div 1=245\ (\text{g})$。

（5）计算平均每日能量和营养素的摄入量。以脂肪为例，查《食物成分表》可得李爷爷摄入的各类食物的原料每百克可食部中能量和脂肪的含量，具体如表 5-3 所示，将相应数据代入式（5-2），可得：

$$
\begin{aligned}
\text{李爷爷平均每日能量的摄入量} = &[(170\times100\%)\div100\times346+(150\times85\%)\div100\times53+\\
&(50\times90\%)\div100\times61+(100\times97\%)\div100\times15+\\
&(50\times87\%)\div100\times139+(75\times69\%)\div100\times202+\\
&(100\times89\%)\div100\times58+(75\times100\%)\div100\times359+\\
&(50\times100\%)\div100\times143+(100\times67\%)\div100\times22]\div1\\
\approx &1\,269.89\ (\text{kcal})
\end{aligned}
$$

$$
\begin{aligned}
\text{李爷爷平均每日脂肪的摄入量} &= [(170\times100\%)\div100\times0.9+(150\times85\%)\div100\times0.2+\\
&\quad (50\times90\%)\div100\times0.2+(100\times97\%)\div100\times0.2+\\
&\quad (50\times87\%)\div100\times8.6+(75\times69\%)\div100\times11.5+\\
&\quad (100\times89\%)\div100\times0.2+(75\times100\%)\div100\times1.7+\\
&\quad (50\times100\%)\div100\times6.2+(100\times67\%)\div100\times0.2]\div1\\
&\approx 16.45\ (\text{g})
\end{aligned}
$$

表 5-3 李爷爷摄入的各类食物的原料每百克可食部中能量和脂肪的含量

原料名称	原料重量/g	可食部比例/%	每百克可食部中能量的含量/kcal	每百克可食部中脂肪的含量/g
稻米	170	100	346	0.9
苹果	150	85	53	0.2
红薯	50	90	61	0.2
西红柿	100	97	15	0.2
鸡蛋	50	87	139	8.6
鸡翅	75	69	202	11.5
金橘	100	89	58	0.2
小麦粉	75	100	359	1.7
瘦猪肉	50	100	143	6.2
芹菜	100	67	22	0.2

（二）称重法

称重法是运用标准化的称量工具对食物进行称重，从而了解调查对象一天膳食摄入情况的一种膳食调查方法。该方法准确性高，能够反映每人每餐膳食的摄入情况和变动情况，但是操作烦琐，需要消耗大量的人力和物力，适用于个人、家庭或养老机构的膳食调查。称重法的基本操作步骤如下。

1. 告知调查对象

调查人员应首先向调查对象简要介绍调查目的、调查内容，明确告知对方调查周期和调查地点等相关信息，以取得对方的配合。

2. 设计登记表

调查人员根据调查对象、调查目的和调查内容，设计用餐情况登记表（见表 5-4）和食物称重登记表（见表 5-5）。

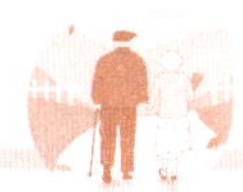

表 5-4　用餐情况登记表

姓名									
性别									
年龄									
生理状况									
身体活动水平									
餐别	早餐	午餐	晚餐	早餐	午餐	晚餐	早餐	午餐	晚餐
餐次数									
餐次比									
个人人日数									
总人日数									

注：① 餐次数填“1”或“0”，在家或在养老机构用餐填“1”，在其他地方用餐或不用餐填“0”。

② 总人日数 = 所有在家或在养老机构用餐的人的个人人日数之和。

表 5-5　食物称重登记表

单位：g

食物名称	结存量	购进或自产量	废弃量	剩余量	实际消耗量

注：实际消耗量 = 结存量 + 购进或自产量 − 废弃量 − 剩余量。

营养小贴士

结存量指称量前每种食物的现存重量。购进或自产量指调查期间每种食物购进或自产的重量。废弃量指调查期间每种食物废弃的重量。剩余量指调查结束时每种食物剩余的重量。

3. 准备辅助工具

调查开始前，调查人员需要准备好电子秤、计算器等辅助工具。

4. 称重和记录

调查人员根据用餐情况登记表询问调查对象的用餐情况，根据食物称重登记表称量食物，并做好记录。若调查对象在三餐之外还食用了零食，也需对其进行称重并做好记录。

5. 处理数据

根据用餐情况登记表和食物称重登记表中的数据和《食物成分表》，计算调查对象平均每人每日各类食物的摄入量、平均每人每日能量或营养素的摄入量。

（1）计算平均每人每日各类食物的摄入量，计算公式如下：

$$m' = \frac{Q_i}{V_{总}} \tag{5-3}$$

式中：

m' ——平均每人每日各类食物的摄入量，单位为 g；

Q_i ——调查期间调查对象对某类食物的实际消耗量，单位为 g；

$V_{总}$ ——调查期间调查对象总人日数。

（2）计算平均每人每日能量或营养素的摄入量，计算公式如下：

$$I' = \frac{\sum_{i=1}^{n}[(Q_i \times A_i') \div 100 \times B_i']}{V_{总}} \tag{5-4}$$

式中：

I' ——平均每人每日能量或营养素的摄入量，单位为 g；

A_i' ——调查期间调查对象摄入的某类食物中可食部的比例；

B_i' ——调查期间调查对象摄入的某类食物每百克可食部中能量或营养素的含量，单位为 g。

6. 分析和反馈

此步骤的操作方法和 24 小时回顾法的相同，此处不再赘述。

在使用称重法进行膳食调查时，需要注意以下两点。

（1）一天中调味品和食用油用量一般较少，故只需要在早餐前对其进行称重，获得结存量，晚餐后对其进行称重，获得剩余量，二者之差即为全天调味品和食用油的消耗量。

（2）调查周期一般至少为 3 天。

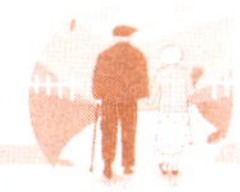

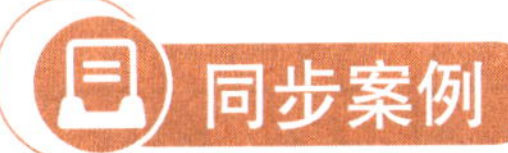

称重法在膳食调查中的应用示例

下面介绍使用称重法计算王爷爷一家一天膳食摄入情况的具体步骤。

（1）做好和王爷爷一家的沟通工作，设计好用餐情况登记表和食物称重登记表，同时准备辅助工具。

（2）按照表 5-4，询问并记录王爷爷一家一天的膳食摄入情况，并填写用餐情况登记表，最终结果如表 5-6 所示。

表 5-6　王爷爷一家一天的用餐情况登记表

姓名	王爷爷			陈奶奶			王叔叔		
性别	男			女			男		
年龄/周岁	66			68			40		
生理状况	一般老年人			一般老年人			中年人		
身体活动水平	低			低			低		
餐别	早餐	午餐	晚餐	早餐	午餐	晚餐	早餐	午餐	晚餐
餐次数	1	1	1	1	1	1	1	1	1
餐次比	0.3	0.4	0.3	0.3	0.4	0.3	0.3	0.4	0.3
个人人日数	1			1			1		
总人日数	3								

（3）按照表 5-5，询问并记录王爷爷一家一天摄入食物的名称，称量食物，同时计算食物的实际消耗量，并填写食物称重登记表，最终结果如表 5-7 所示。

表 5-7　王爷爷一家一天的食物称重登记表

单位：g

食物名称	结存量	购进或自产量	废弃量	剩余量	实际消耗量
馒头	0	250	0	0	250
酱油	615	0	0	605	10
食醋	355	0	0	305	50
食用盐	485	0	0	460	25
花生油	1 800	0	0	1 690	110
面条	0	250	0	0	250
瘦猪肉	0	300	0	125	175
稻米	5 800	0	0	5 615	185

续表

食物名称	结存量	购进或自产量	废弃量	剩余量	实际消耗量
小米	160	0	0	135	25
鸡蛋	580	0	0	475	105
苹果	0	1 000	0	450	550
芹菜	0	500	0	0	500
鲤鱼	0	500	0	100	400
豆腐	0	300	0	0	300

（4）计算平均每人每日各类食物的摄入量。以谷类食物为例，由表 5-7 可知，王爷爷一家一天摄入的谷类食物为馒头、面条、稻米和小米，将相应数据代入式（5-3），可得王爷爷一家平均每人每日谷类食物的摄入量 $=(250+250+185+25)\div3\approx237\,(\mathrm{g})$。

（5）计算平均每人每日能量和营养素的摄入量。以脂肪为例，查《食物成分表》可得王爷爷一家一天摄入的各类食物可食部中能量和脂肪的含量，具体如表 5-8 所示。将相应数据代入式（5-4），可得：

王爷爷一家平均每人每日能量的摄入量 $=[(250\times100\%)\div100\times223+(10\times100\%)\div100\times63+(50\times100\%)\div100\times31+(25\times100\%)\div100\times0+(110\times100\%)\div100\times899+(250\times100\%)\div100\times301+(175\times100\%)\div100\times143+(185\times100\%)\div100\times346+(25\times100\%)\div100\times361+(105\times87\%)\div100\times139+(550\times85\%)\div100\times53+(500\times67\%)\div100\times22+(400\times54\%)\div100\times109+(300\times100\%)\div100\times84]\div3$

$\approx1\,412.40\,(\mathrm{kcal})$

王爷爷一家平均每人每日脂肪的摄入量 $=[(250\times100\%)\div100\times1.1+(10\times100\%)\div100\times0.1+(50\times100\%)\div100\times0.3+(25\times100\%)\div100\times0+(110\times100\%)\div100\times99.9+(250\times100\%)\div100\times0.6+(175\times100\%)\div100\times6.2+(185\times100\%)\div100\times0.9+(25\times100\%)\div100\times3.1+(105\times87\%)\div100\times8.6+(550\times85\%)\div100\times0.2+(500\times67\%)\div100\times0.2+(400\times54\%)\div100\times4.1+(300\times100\%)\div100\times5.3]\div3$

$\approx53.94\,(\mathrm{g})$

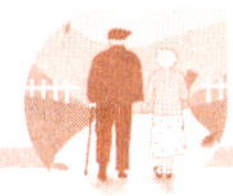

表 5-8　王爷爷一家一天摄入的各类食物可食部中能量和脂肪的含量

食物名称	食物重量/g	可食部比例/%	每百克可食部中能量的含量/kcal	每百克可食部中脂肪的含量/g
馒头	250	100	223	1.1
酱油	10	100	63	0.1
食醋	50	100	31	0.3
食用盐	25	100	0	0
花生油	110	100	899	99.9
面条	250	100	301	0.6
瘦猪肉	175	100	143	6.2
稻米	185	100	346	0.9
小米	25	100	361	3.1
鸡蛋	105	87	139	8.6
苹果	550	85	53	0.2
芹菜	500	67	22	0.2
鲤鱼	400	54	109	4.1
豆腐	300	100	84	5.3

二、老年人膳食调查结果评价

（一）膳食结构评价

1. 膳食结构评价的方法

评价膳食结构的方法是将被调查老年人的膳食调查结果与中国老年人平衡膳食宝塔（见图 5-1）中推荐摄入的食物种类和各类食物的推荐摄入量进行对比，并评价摄入食物的种类是否齐全、各类食物的摄入量是否充足。

例如，由表 5-3 可知，李爷爷一天摄入的食物有谷类食物（稻米、小麦粉）、薯类食物（红薯）、水果类食物（苹果、金橘）、蔬菜类食物（西红柿、芹菜）、动物性食物（鸡蛋、鸡翅、瘦猪肉），对比中国老年人平衡膳食宝塔可知，李爷爷未摄入奶及奶制品、大豆及坚果类食物，即李爷爷摄入食物的种类不齐全。

李爷爷摄入的谷类食物为 325 g、薯类食物为 50 g、水果类食物为 250 g、蔬菜类食物为 200 g、动物性食物为 175 g，对比中国老年人平衡膳食宝塔可知，李爷爷谷类食物的摄入量比推荐摄入量略多，蔬菜类食物的摄入量比推荐摄入量少。

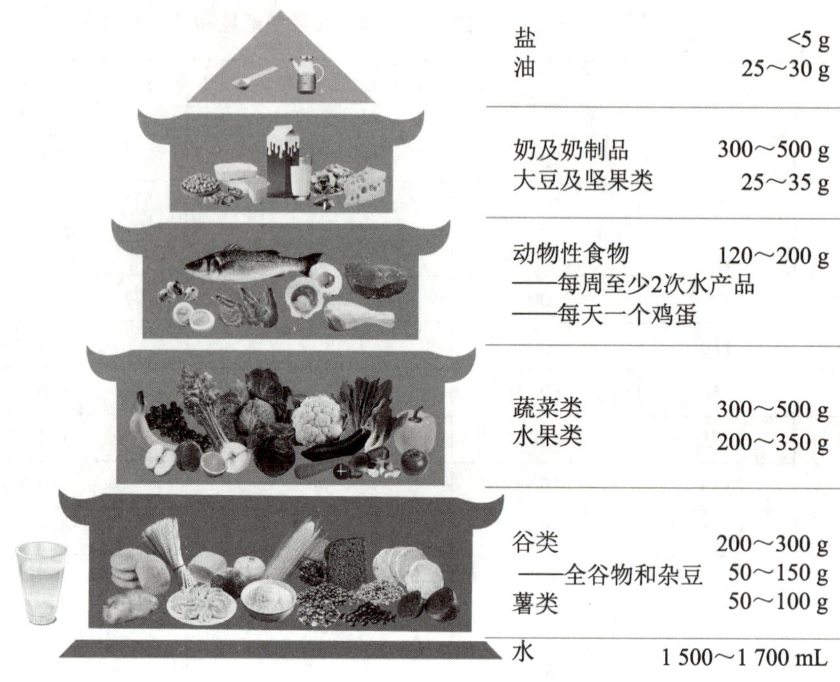

图 5-1　中国老年人平衡膳食宝塔

营养小贴士

由图 5-1 可知，中国老年人平衡膳食宝塔共分为五层，每层具体内容如下：

第一层：谷类和薯类。老年人应保证谷类食物和薯类食物摄入的多样化，并注意粗细搭配。

第二层：蔬菜类和水果类。老年人应每日摄入足量的新鲜蔬菜和水果，且应多吃深色叶菜和十字花科蔬菜（如白菜、甘蓝、芥菜等）。

第三层：动物性食物（如畜肉、禽肉、水产动物性食物和蛋类等）。老年人应常吃鱼肉、禽肉，保证每天吃 1 个鸡蛋，每周至少吃两次水产动物性食物。

第四层：奶及奶制品、大豆及坚果类。老年人应交替食用不同的奶及奶制品，保证每日摄入 300～500 g 的液体奶（或营养价值相当的奶制品），并保证每天摄入 25～35 g 的大豆和坚果。

第五层：油和盐。老年人应清淡饮食，少油、限盐，每日油的推荐摄入量为 25～30 g，每日盐的摄入量应不超过 5 g。

2．膳食结构评价的注意事项

进行膳食结构评价时应注意以下事项：中国老年人平衡膳食宝塔中各类食物的摄入量只是推荐值，在日常生活中，老年人每日摄入各类食物的量只要与其大致相同即可。

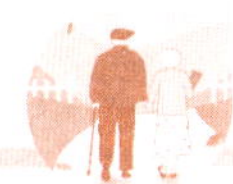

（二）营养素摄入量评价

将计算出的老年人每日摄入营养素的量与《中国居民膳食营养素参考摄入量（2023 版）》中各类营养素的推荐摄入量进行比较，如果老年人摄入某种营养素的量低于推荐摄入量，则认为该种营养素的摄入量是不足的，老年人应及时补充此种营养素；如果老年人摄入某种营养素的量等于或高于推荐摄入量，则认为该种营养素的摄入量是充足的。

同样以“24 小时回顾法在膳食调查中的应用示例”中的李爷爷为例，李爷爷每日能量的摄入量为 1 269.89 kcal，每日脂肪的摄入量为 16.45 g，这些脂肪可提供 148.05 kcal 的能量（按照每克脂肪提供 9 kcal 能量计算），约占每日能量摄入量的 10%（148.05 kcal ÷ 1 269.89 kcal × 100% ≈ 11.66%），对比《中国居民膳食营养素参考摄入量（2023 版）》每日脂肪推荐摄入量（每日膳食脂肪提供的能量占每日膳食总能量的 20%～30%）可知，李爷爷每日脂肪摄入不足。

任务实施

评价李奶奶的膳食摄入情况

任务描述：

李奶奶今年 69 岁，身高为 160 cm，体重为 58 kg。使用 24 小时回顾法对李奶奶进行膳食调查后，完成的 24 小时回顾法调查表如表 5-9 所示，李奶奶摄入的各类食物的原料每百克可食部中能量和脂肪的含量如表 5-10 所示。

李奶奶的膳食摄入情况合理吗

表 5-9　李奶奶的 24 小时回顾法调查表

姓名 李奶奶　性别 女　年龄 69　生理状况 一般老年人　身体活动水平 低　个人人日数 1

餐别	食物名称	原料名称	原料重量/g	原料是否全为可食部
早餐	小米粥	小米	20	是
	黄桃	黄桃	150	否
午餐	米饭	稻米	150	是
	红薯	红薯	50	否
	牛肉炒青椒	青椒	100	否
		牛肉	50	是
	西瓜	西瓜	100	否
晚餐	馒头	小麦粉	75	是
	瘦猪肉炒芹菜	瘦猪肉	50	是
		芹菜	100	否

表 5-10 李奶奶摄入的各类食物的原料每百克可食部中能量和脂肪的含量

原料名称	原料重量/g	可食部比例/%	每百克可食部中能量的含量/kcal	每百克可食部中脂肪的含量/g
小米	20	100	361	3.1
黄桃	150	93	56	0.1
稻米	150	100	346	0.9
红薯	50	90	61	0.2
青椒	100	91	22	0.3
牛肉	50	100	160	8.7
西瓜	100	59	31	0.3
小麦粉	75	100	359	1.7
瘦猪肉	50	100	143	6.2
芹菜	100	67	22	0.2

根据上述条件，分别计算李奶奶平均每日畜肉、能量和脂肪的摄入量，并评价李奶奶的膳食结构和脂肪摄入量是否合理。

任务要求：

（1）学生自由分组，每组 4～6 人，从中选出一名组长。

（2）小组成员完成任务描述中的任务后，组长将计算过程和评价结果整理成报告。

（3）各小组选出一人讲解本组的报告，并解答教师和其他小组提出的问题。

任务评价：

教师根据各小组的完成情况，按表 5-11 为各小组打分。

表 5-11 任务评价表

评价内容	分值	教师评分
积极、认真地参与任务实施活动	15	
能够准确计算出李奶奶平均每日畜肉的摄入量	15	
能够准确计算出李奶奶平均每日能量的摄入量	15	
能够准确计算出李奶奶平均每日脂肪的摄入量	15	
能够准确地评价李奶奶的膳食结构和脂肪摄入量是否合理	20	
报告内容详细、完整	10	
能够正确回答教师和其他小组提出的问题	10	
合计	100	

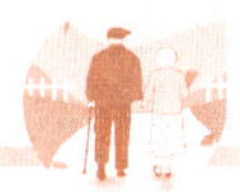

任务二　老年人膳食指导

情境导入

刘爷爷今年85岁，具有良好的自理能力，血脂和血糖稍高。他每天早上6点多起床后，会先喝一杯蜂蜜水，随后吃一碗大米粥、一根油条（或一个酱肉包）、一个水煮鸡蛋。上午他还会吃一些水果（如苹果、香蕉等），偶尔吃一些坚果（如核桃、开心果等）。中午，他会吃一小碗米饭，配一份炒青菜（以绿叶蔬菜为主）和一份炒肉菜（以畜肉为主），有时还会吃一些油炸食物（如油炸小酥肉、油炸鱼块等）。晚上，他摄入的膳食的种类和中午差不多，只是饭量减少到中午的一半。一天中，刘爷爷偶尔会下楼散散步，除此之外他几乎不运动。

思考：

（1）刘爷爷的膳食结构存在什么问题？

（2）假如你是一名养老护理员，你会对刘爷爷提出哪些膳食指导意见？

一、老年人膳食指导原则

老年人膳食指导指根据老年人的生理特点和营养需要，为老年人提供合理的饮食建议，以确保老年人获得足够的营养，维持身体健康。在对老年人进行膳食指导时，应遵循以下原则。

（一）食物多样且搭配合理

食物多样且搭配合理是保证老年人获得全面、均衡营养的基础。食物多样要求老年人平均每天摄入的食物品种达到12种以上，每周达到25种以上；搭配合理要求老年人日常饮食做到粗细搭配、荤素搭配、深浅搭配（即深色食物和浅色食物搭配）。

（二）保证优质蛋白质、矿物质、维生素的供给

由于咀嚼功能衰退、食欲下降等原因，老年人进食量明显减少，进而易出现优质蛋白质、矿物质、维生素缺乏的情况。此外，部分老年人患有慢性病，且自身代谢能力较差，使得其对优质蛋白质、矿物质、维生素的生理需求增加。因此，为老年人提供膳食指导时，要保证优质蛋白质、矿物质、维生素的供给。

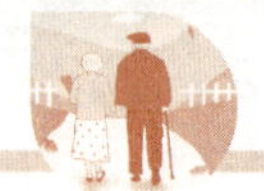

（三）饮食清淡、卫生

老年人摄入过多食用油会增加患脂肪肝、高脂血症、动脉粥样硬化、冠心病、脑卒中等疾病的风险，摄入过多食用盐会增加患高血压、中风等疾病的风险，因此老年人宜减少食用油和食用盐的摄入量。此外，由于免疫力下降，老年人很容易食物中毒，因此为老年人提供膳食指导时，应格外强调食品安全问题，避免老年人食用过期或不新鲜的食物。

（四）吃动平衡

吃动平衡是老年人拥有健康身体的基础。合理的“吃”和科学的“动”，不仅可以使老年人维持健康体重，还可以帮助其增强心肺功能，改善糖代谢、脂代谢，缓解抑郁和焦虑等不良情绪。

（五）合理使用营养补充剂

当老年人通过日常饮食摄入的营养素无法满足自身需要时，可建议其合理使用营养补充剂。例如，对于营养不良的老年人，可建议其在医生或临床营养师的指导下，食用合适的特殊医学用途食品，以改善营养状态，维护身体功能，提高生活质量。

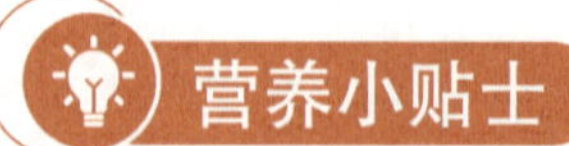

特殊医学用途食品指为了满足由于完全或部分进食受限、消化吸收障碍或代谢紊乱人群的每天营养需要，或满足特定疾病人群由于某种医学状况或疾病而产生的对某些营养素或日常食物的特殊需求加工配制而成，且必须在医生或临床营养师指导下食用的配方食品。

课堂活动

讨论：你身边的老年人存在哪些不良饮食习惯？如果你是一名养老护理员，你该如何指导老年人健康饮食？

二、一般老年人膳食指导

根据《中国居民膳食指南（2022）》，一般老年人膳食指南如下：① 食物品种丰富，动物性食物充足，常吃大豆制品；② 鼓励共同进餐，保持良好食欲，享受食物美味；③ 积极参加户外活动，延缓肌肉衰减，保持适宜体重；④ 做好定期健康体检，测评营养状态，预防营养缺乏。

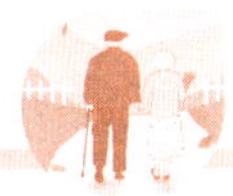

具体来说，为一般老年人提供膳食指导时，应重点做好以下工作。

（一）引导一般老年人保持营养均衡

老年人常见的不良饮食习惯

老年人保持营养均衡，不仅能够维持适当的体重，而且能够提高免疫力。因此，可以引导一般老年人做到以下几点。

（1）关注自己的膳食结构，并能主动判断摄入食物的种类是否丰富，是否达到每天 12 种以上、每周 25 种以上。

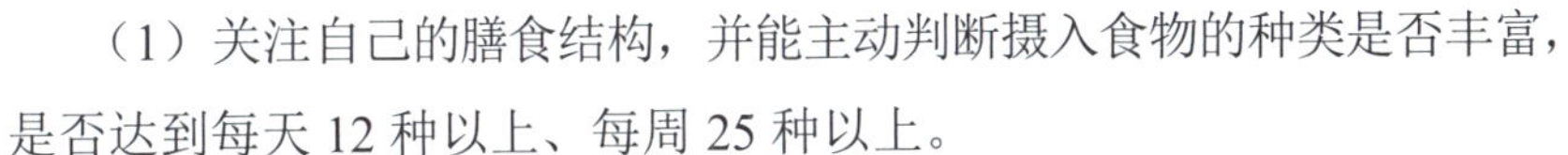

（2）合理搭配食物颜色，多选择红色、黄色、橙色等颜色鲜艳的食物（如西红柿、玉米、南瓜等），以增进食欲。

（3）首选通过蒸、煮、炖等加工方式制作的食物，这样食物不仅可保留较多的营养成分，还易于人体消化吸收。

（二）引导一般老年人保持良好的心态

引导一般老年人保持良好的心态，有助于其增加进食量和维持良好的饮食习惯。因此，可以引导一般老年人做到以下两点。

（1）主动参加家庭聚会或其他社交活动，以缓解老年人离退休后产生的孤独感和失落感。

（2）和家人、朋友共同挑选、制作、品尝和评论食物，让一般老年人在实现自我价值的同时，感受到家人、朋友的关心，从而调整心态，积极面对生活。

（三）鼓励一般老年人加强体育锻炼

加强体育锻炼，不仅能够增加能量消耗、促进肠道蠕动，而且能够提高新陈代谢速度，促进饮食。因此，可以鼓励一般老年人做到以下两点。

（1）积极参加户外运动，且尽可能选择多种运动方式，如散步、快走、打太极拳（见图 5-2）等，并根据自己的身体状况调整运动强度、运动频率和运动时间。

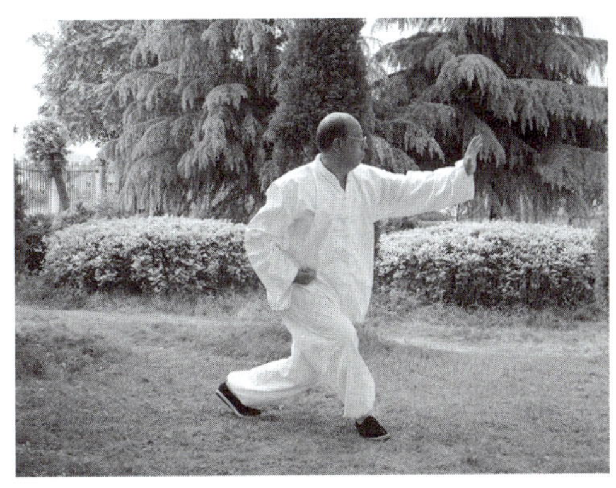

图 5-2　打太极拳

（2）在家时多走、多站，也可以伸伸臂、弯弯腰、踢踢腿等，不要长时间躺着或坐着看电视、看手机。

（四）督促一般老年人做好健康管理工作

督促一般老年人做好健康管理工作，可以帮助其及时发现自身存在的营养不良风险，并采取应对措施。为此，可以鼓励一般老年人做到以下几点。

（1）定期称量体重，且保证体重在较短的时间内不会发生较大的变化。如果发现体重在短时间内出现了较大波动，应及时查找原因。

（2）定期到正规医疗机构参加健康体检。一般情况下，每年 1～2 次为宜。

（3）患有多种慢性病且身体机能明显下降的一般老年人应接受专业的营养不良风险评估，并接受医生和临床营养师的指导，从而做到科学调控饮食。

（4）通过正规渠道（如国家正式出版的报刊、书籍，正规医疗机构举办的科普讲座等）学习基本健康知识，增加自己的健康知识储备，提高自己的辨识能力。

三、高龄老年人膳食指导

根据《中国居民膳食指南（2022）》，高龄老年人膳食指南如下：① 保证食物多样，选择多种方式进食；② 选择质地细软，能量和营养素密度高的食物；③ 多吃鱼肉、禽肉、蛋类、奶类和豆类，摄入适量蔬菜和水果；④ 关注体重丢失情况，定期进行营养筛查评估，预防营养不良；⑤ 适时合理补充营养，提高生活质量；⑥ 坚持健身，适当参加益智活动，促进身心健康。

具体来说，为高龄老年人提供膳食指导时，应重点做好以下工作。

（一）鼓励独居高龄老年人和他人一起进食

鼓励独居高龄老年人和他人一起进食（如到社区食堂用餐等），以满足其物质需求和精神需求。

（二）提示高龄老年人选择易咀嚼或吞咽的食物

提示高龄老年人选择易咀嚼或吞咽的食物，如碾成粉末的坚果和谷物，切成小块或制成泥状的蔬菜，打成汁并加入适量增稠剂的水果，切成细丝或薄片的肉类食物，豆浆、豆腐等易入口的豆制品，等等。

（三）督促高龄老年人进行营养评估

督促高龄老年人定期通过体格测量、生化检查等方法进行营养评估。对于近期体重明显

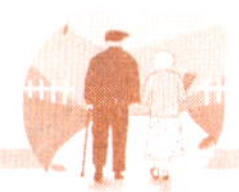

下降的高龄老年人，应提醒其到专业机构进行营养评估，结合医生或临床营养师的专业建议调整饮食。

（四）引导高龄老年人合理补充营养

引导进食量不足规定量80%的高龄老年人在医生和临床营养师的指导下，合理食用特殊医学用途食品。引导通过膳食不能满足营养需求的高龄老年人根据医生或临床营养师的建议，合理食用营养强化食品。引导出现营养素缺乏临床表现的高龄老年人在医生或临床营养师的指导下，合理食用营养素补充剂。

营养小贴士

营养强化食品指在食品加工过程中，为提高其营养价值，额外添加了特定营养素（如蛋白质、维生素、矿物质等）的食品。营养素补充剂指以一种或多种经化学合成或从天然动植物中提取的营养素为原料加工制成的食品。

（五）鼓励高龄老年人适当参加益智活动

鼓励高龄老年人适当参加益智活动，如阅读、下象棋（见图5 3）等，不仅可以帮助高龄老年人缓解孤独感，增添生活乐趣，还可以帮助高龄老年人提高智力水平，延缓认知衰退，预防老年痴呆。

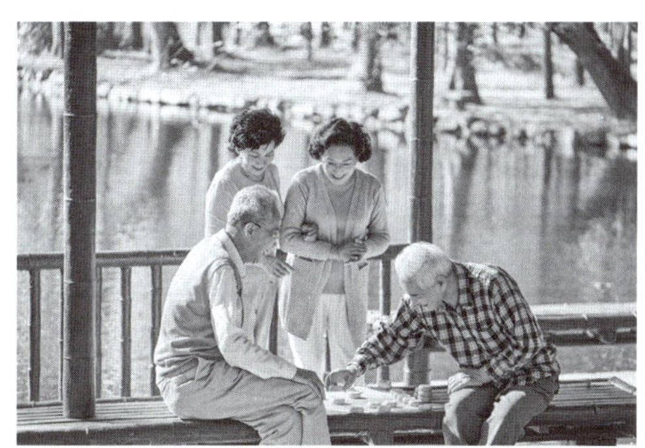

图5-3　下象棋

任务实施

对老年人进行膳食指导

任务描述：

李华的爷爷今年78岁了，一直和家人生活在一起。随着年龄的增长，爷爷的身体状况越来越不如从前。为了改善爷爷的身体状况，李华为爷爷制订了三天食谱和运动计划，具体内容如表 5-12 所示。

表 5-12　李华为爷爷制订的三天食谱和运动计划

项目	时间		
	周一	周二	周三
清晨运动	打一个小时太极拳	慢跑半个小时加拉伸半个小时	散步一个小时
早餐	大米粥 卤鸡蛋 卤肉包 金橘	馒头 咸鸭蛋 大米粥 香蕉	油条 豆浆 西瓜
午餐	米饭 红烧肉 面包	牛肉水饺 凉拌黄瓜 腊肠	米饭 麻婆豆腐 苏打饼干
傍晚运动	散步一个小时	慢跑半个小时	打半个小时太极拳
晚餐	红薯 小米粥 咸菜	玉米 小米粥 咸菜	馒头 玉米糁粥 砂锅豆腐

分析李华为爷爷制订的三天食谱和运动计划的不妥之处，并说明原因。同时结合老年人膳食指导原则，为李华的爷爷制订膳食指导方案。

任务要求：

（1）学生自由分组，每组 4～6 人，从中选出一名组长。

（2）小组成员完成任务描述中的任务后，组长将分析结果和膳食指导方案整理成报告。

（3）各小组选出一人讲解本组的报告，并解答教师和其他小组提出的问题。

任务评价：

教师根据各小组的完成情况，按表 5-13 为各小组打分。

表 5-13　任务评价表

评价内容	分值	教师评分
积极、认真地参与任务实施活动	15	
能够准确找出李华为爷爷制订的三天食谱和运动计划中的不妥之处，并给出合理理由	25	
能够为李华的爷爷制订合理的膳食指导方案	25	
报告内容详细、完整	15	
能够正确回答教师和其他小组提出的问题	20	
合计	100	

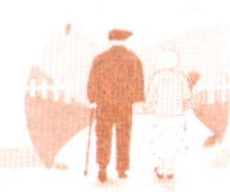

学习成果自测

1. 填空题

（1）24 小时回顾法对调查对象的记忆水平要求相对较＿＿＿＿＿＿，适用于＿＿＿＿＿＿＿＿＿＿＿＿的膳食调查。

（2）24 小时回顾法的基本操作步骤包括＿＿＿＿＿＿、＿＿＿＿＿＿、＿＿＿＿＿＿、＿＿＿＿＿＿、＿＿＿＿＿＿和＿＿＿＿＿＿。

（3）称重法操作＿＿＿＿＿＿，适用于＿＿＿＿＿＿＿＿＿＿的膳食调查。

（4）称重法的基本操作步骤包括＿＿＿＿＿＿、＿＿＿＿＿＿、＿＿＿＿＿＿、＿＿＿＿＿＿、＿＿＿＿＿＿和＿＿＿＿＿＿。

（5）老年人膳食指导原则包括＿＿＿＿＿＿、＿＿＿＿＿＿、＿＿＿＿＿＿、＿＿＿＿＿＿和＿＿＿＿＿＿。

2. 选择题

（1）使用 24 小时回顾法进行膳食调查时，不需要熟悉调查对象家中（　　）的容量。

A. 杯子　　B. 碗

C. 盘子　　D. 锅

（2）24 小时回顾法不适用于（　　）。

A. 身体状况良好的老年人　　B. 无记忆障碍的老年人

C. 身体状况不佳的老年人　　D. 有记忆障碍的老年人

（3）使用称重法进行膳食调查时，不需要记录（　　）。

A. 食物的结存量　　B. 购进食物的量

C. 食物烹调后的重量　　D. 废弃食物的量

（4）老年人平均每天摄入的食物品种应达到（　　）种以上。

A. 10　　B. 8

C. 12　　D. 6

3. 简答题

（1）为一般老年人提供膳食指导时，应做好哪些工作？

（2）为高龄老年人提供膳食指导时，应做好哪些工作？

学习成果评价

请进行学习成果评价，并将评价结果填入表 5-14 中。

表 5-14　学习成果评价表

<table>
<tr><td>班级</td><td></td><td>姓名</td><td></td><td>学号</td><td></td></tr>
<tr><td>项目名称</td><td colspan="5">老年人膳食调查和膳食指导</td></tr>
<tr><td>评价项目</td><td colspan="3">评价内容</td><td>满分</td><td>评分</td></tr>
<tr><td rowspan="4">理论知识
（40%）</td><td colspan="3">24 小时回顾法和称重法</td><td>10</td><td></td></tr>
<tr><td colspan="3">老年人膳食结构和营养素摄入量评价方法</td><td>10</td><td></td></tr>
<tr><td colspan="3">老年人膳食指导原则</td><td>10</td><td></td></tr>
<tr><td colspan="3">为一般老年人和高龄老年人提供膳食指导时应做的工作</td><td>10</td><td></td></tr>
<tr><td rowspan="2">实践技能
（40%）</td><td colspan="3">能够使用 24 小时回顾法和称重法对老年人进行膳食调查，并对调查结果进行评价</td><td>20</td><td></td></tr>
<tr><td colspan="3">能够根据老年人膳食指导原则为一般老年人和高龄老年人提供膳食指导</td><td>20</td><td></td></tr>
<tr><td rowspan="4">综合素养
（20%）</td><td colspan="3">积极参加学习活动，善于沟通协作</td><td>5</td><td></td></tr>
<tr><td colspan="3">具备独立思考和解决问题的能力</td><td>5</td><td></td></tr>
<tr><td colspan="3">传承中华传统美德，在生活中主动关爱、帮助老年人</td><td>5</td><td></td></tr>
<tr><td colspan="3">对养老护理行业充满热情和责任感</td><td>5</td><td></td></tr>
<tr><td colspan="4">合计</td><td>100</td><td></td></tr>
<tr><td>自我评价</td><td colspan="5"></td></tr>
<tr><td>教师评价</td><td colspan="5"></td></tr>
</table>

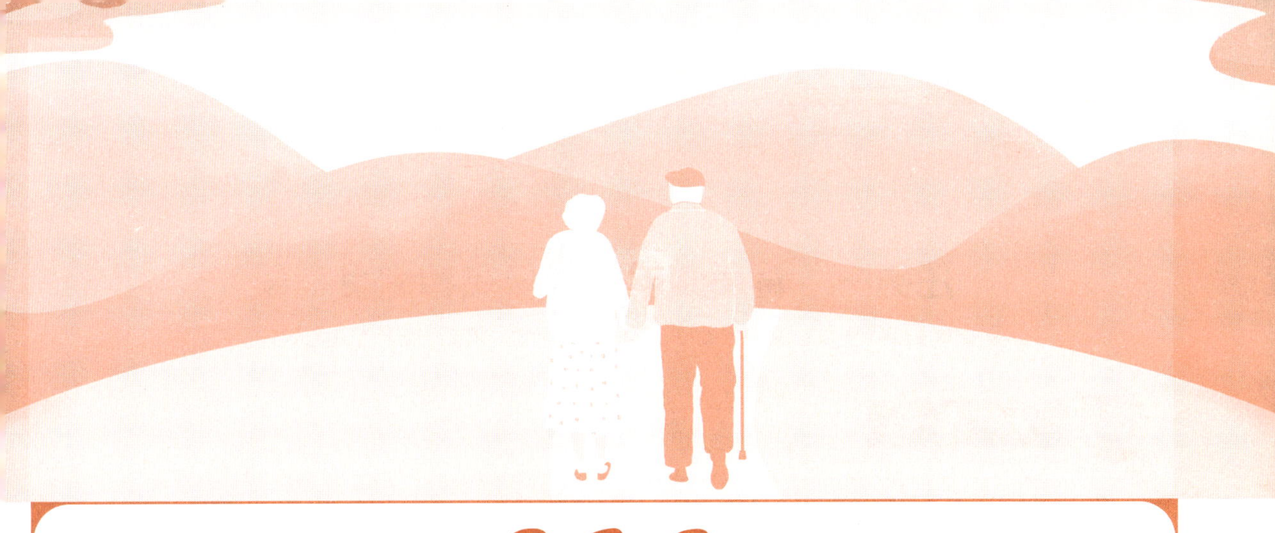

项目六
慢性病老年患者膳食指导

项目引言

慢性病通常具有潜伏期长、病程持续时间长、治疗费用多等特点，老年人患慢性病，不仅严重影响晚年生活质量，还可能导致寿命缩短。为慢性病老年患者进行膳食指导，可以在一定程度上缓解其病情，显著改善其生活质量。本项目主要介绍六种慢性病老年患者的膳食指导。

知识目标

- 了解骨质疏松症、糖尿病、高血压、脑卒中、高尿酸血症与痛风、高脂血症的诱因和危害。
- 熟悉骨质疏松症、糖尿病、高血压、脑卒中、高尿酸血症与痛风、高脂血症老年患者的饮食原则。
- 了解骨质疏松症、糖尿病、高血压、脑卒中、高尿酸血症与痛风、高脂血症老年患者的膳食选择。

素质目标

- 学习慢性病老年患者膳食指导要点，提高营养知识水平，增强求知意识。
- 发扬为老年人服务的奉献精神，保持严谨、认真的服务态度。

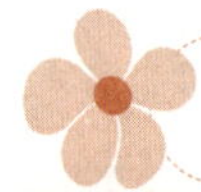

任务一　骨质疏松症老年患者膳食指导

情境导入

王爷爷今年70岁，平时不怎么出门，喜欢吸烟、饮酒。最近，他总觉得腰酸背痛、疲倦无力，还经常抽筋。去医院检查后，医生告诉王爷爷他的脊柱已经变形，虽未发生骨折，但这是骨质疏松症的前期症状。医生指出，合理的膳食对预防和治疗骨质疏松症至关重要，王爷爷有必要调整饮食结构，通过膳食补充钙、磷、维生素D等营养素，同时积极参与户外活动，以保障骨骼健康。

思考：

（1）王爷爷出现骨质疏松症前期症状的原因可能有哪些？

（2）假如你是一名养老护理员，你会对王爷爷提出什么饮食建议？

一、骨质疏松症的诱因和危害

骨质疏松症是一种全身性疾病，通常由多种原因造成，且对人体健康有很大的危害。患者的主要表现为骨脆性增加、易发生骨折。

（一）骨质疏松症的诱因

1．年龄增加

随着年龄的增加，人体内破骨细胞活性增强，造骨细胞功能衰退，骨吸收的速度逐渐大于骨形成的速度，导致骨密度降低。当骨密度低于一定数值时，就会引发骨质疏松症。

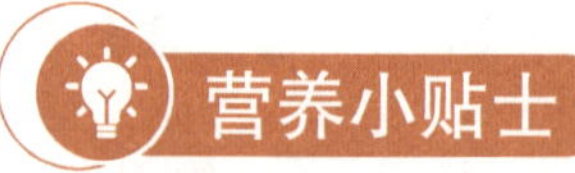

营养小贴士

破骨细胞的主要功能是促进骨吸收，造骨细胞的主要功能是促进骨形成。

2．吸烟、饮酒

长期吸烟或过量饮酒可导致造骨细胞活性降低、骨量减少，从而引发骨质疏松症。

为什么吸烟会导致老年人患骨质疏松症

3．缺乏锻炼

适当运动可增加骨密度，减少骨量流失，而缺乏锻炼易导致骨量

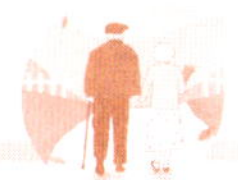

减少，从而引发骨质疏松症。

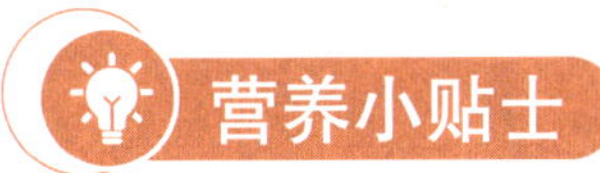

营养小贴士

建议骨质疏松症老年患者每周至少进行 150～300 min 中身体活动水平的运动，或者每周 75～150 min 高身体活动水平的运动。不建议骨质疏松症老年患者进行下蹲、爬山等运动，以免频繁弯腰、扭腰造成身体损伤。

4. 钙和维生素 D 摄入不足

钙是骨骼的重要组成成分，若摄入不足，将导致骨量减少、骨组织结构破坏，易引发骨质疏松症。维生素 D 可促进钙吸收，若摄入不足，也易引发骨质疏松症。

5. 药物因素

长期服用一些抗肿瘤药、抗癫痫药、免疫抑制剂等药物，也可能引发骨质疏松症。

（二）骨质疏松症的危害

骨质疏松症患者常出现骨痛、驼背、骨折等症状，导致其活动受限，生活质量下降，甚至生活不能自理。

二、骨质疏松症老年患者的饮食原则

（一）膳食多样，保证钙 D

骨质疏松症老年患者应注意保持日常膳食的多样性，多吃谷类、薯类、蔬菜类、水果类、动物性食物、奶类及奶制品、大豆及坚果类等食物，尽量做到平均每天摄入 12 种以上食物、每周摄入 25 种以上食物。

此外，骨质疏松症老年患者还应保证钙和维生素 D 的摄入量。其中，钙的摄入量应维持在 1 000～1 200 mg/d，维生素 D 的摄入量应维持在 20～25 μg/d。需要注意的是，日照不足的骨质疏松症老年患者应适当增加维生素 D 的摄入量。

（二）饮食清淡，足量饮水

骨质疏松症老年患者应注意清淡饮食，尽量不吃或少吃高盐、高油食物，且保证每天食用盐的摄入量不超过 5 g、食用油的摄入量控制在 25～30 g，以减轻身体负担，促进钙的吸收。

此外，骨质疏松症老年患者还应足量饮水，保证每天摄入 1 500～1 700 mL 水，多喝白开水、淡茶水，少喝或不喝咖啡、碳酸饮料（见图 6-1）、浓茶水等。

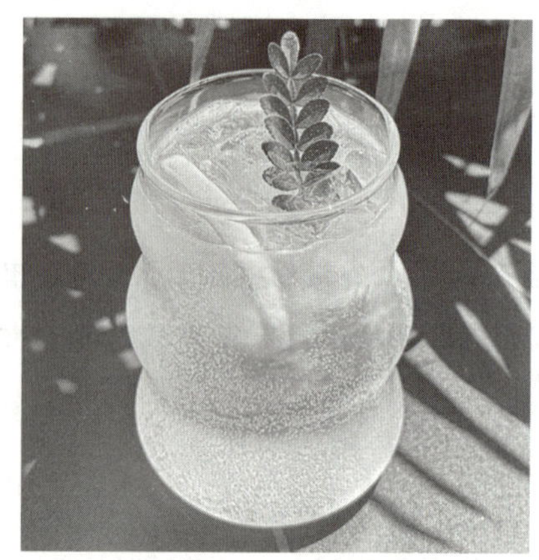

图 6-1　碳酸饮料

（三）戒烟限酒，控制糖分

骨质疏松症老年患者应戒烟限酒，以促进身体对钙、磷等矿物质的吸收，并降低发生骨折和患其他并发症的风险。

此外，骨质疏松症老年患者还应控制糖分，尽量将每天添加糖的摄入量控制在 25 g 以下。

三、骨质疏松症老年患者的膳食选择

（一）宜食食物

骨质疏松症老年患者宜食以下食物：① 富含钙的食物，如奶类及奶制品、豆类及豆制品、草酸含量低的蔬菜、蛋类等；② 富含维生素 D 的食物，如脂肪含量较多的海鱼、受阳光照射的蘑菇等。

课堂活动

请根据所学知识，判断骨质疏松症老年患者适合吃以下哪种食物：① 豆腐乳；② 纳豆；③ 菠菜；④ 咸鸭蛋；⑤ 鲜牛奶。

（二）忌食食物

骨质疏松症老年患者忌食以下食物：① 草酸含量高的食物，如菠菜、茭白、韭菜、苋菜、竹笋等；② 盐含量高的食物，如泡菜、酱菜、腊肉等。

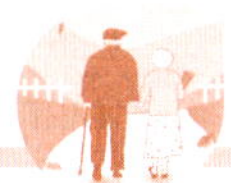

任务实施

骨质疏松症老年患者的膳食指导训练

任务描述：

某社区养老院的王阿姨半年前患上了骨质疏松症，她经常腰酸背痛，还有点驼背。表 6-1 为养老护理员李娟为其设计的一日营养食谱。

表 6-1　王阿姨的一日营养食谱

餐别	食物名称和食用量
早餐	馒头（75 g）、玉米（25 g）、豆浆（100 g）、鸡蛋（50 g）、腌萝卜（10 g）、苹果（200 g）
午餐	米饭（100 g）、炒菠菜（菠菜 200 g、菜籽油 5 g）、腊肠炒青椒（腊肠 50 g、青椒 50 g、菜籽油 5 g）、豆腐鱼肉汤（北豆腐 50 g、鲤鱼 50 g、菜籽油 5 g）、香蕉（100 g）
晚餐	燕麦（100 g）、炒芹菜（芹菜 125 g、菜籽油 5 g）、西红柿鸡蛋汤（西红柿 100 g、鸡蛋 50 g）、腌萝卜（10 g）

请问：李娟为王阿姨设计的食谱是否合适？若合适，请给出理由；若不合适，请给出调整方案。

任务要求：

（1）学生完成任务描述中的任务，并将分析结果整理成报告。

（2）教师选择几名学生，让其在课堂上分享自己的报告，其他学生进行提问或点评。

任务评价：

教师根据学生的完成情况，按表 6-2 为学生打分。

表 6-2　任务评价表

评价内容	分值	教师评分
积极、认真地参与任务实施活动	10	
能够正确回答任务描述中的问题	30	
能够给出合理的食谱调整方案	30	
报告内容详细、完整	10	
能够正确回答其他学生提出的问题	20	
合计	100	

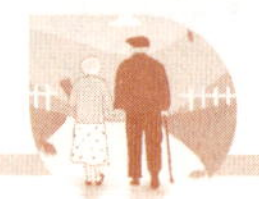

任务二　糖尿病老年患者膳食指导

情境导入

张阿姨今年 68 岁，身高 162 cm，体重 58 kg，肾功能良好。两年前，她被诊断出患有糖尿病，但幸运的是，目前没有并发症。张阿姨平时住在养老院，养老院为其提供专业的饮食服务，这样不仅能够满足张阿姨的营养需求，而且还能使其血糖维持在正常水平。最近张阿姨要回家住几天，为了保证张阿姨在家也能健康饮食，养老护理员小丽决定为其制订一份居家食谱。

思考：

（1）张阿姨饮食时应遵循哪些原则？

（2）养老护理员小丽在为张阿姨制订食谱时，应选择哪些食物？

一、糖尿病的诱因和危害

糖尿病是由于患者体内胰岛素缺乏，糖代谢紊乱而引发的一种慢性病，是严重威胁人类健康的世界性公共卫生问题。

（一）糖尿病的诱因

1. 遗传因素

糖尿病具有非常明显的家族遗传性，有糖尿病家族史的人患糖尿病的概率比较高。

2. 高热量饮食

长期高热量饮食，会导致体内血糖升高，从而诱发糖尿病。

3. 运动量不足

长期不运动，会导致体内胰岛素调节血糖的能力下降，患糖尿病的风险增加。

4. 超重或肥胖

超重或肥胖的人体内脂肪含量较多，糖分消耗较多，导致胰岛素作用过强、血糖升高，进而增加患糖尿病的风险。

5. 免疫缺陷

人体免疫系统出现缺陷，将导致胰岛素分泌减少，从而增加患糖尿病的风险。

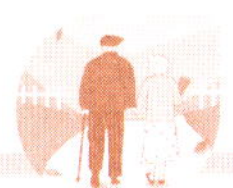

6. 病毒感染

某些病毒（如风疹病毒、腮腺炎病毒、柯萨奇病毒等）进入人体后，可直接破坏胰岛细胞，若没有及时进行有效控制，随着胰岛细胞的损害加重，很有可能引发糖尿病。

（二）糖尿病的危害

糖尿病患者大多会出现多饮、多尿、多食和消瘦的症状，严重者可能出现糖尿病昏迷。如果不进行及时且有效的治疗，糖尿病患者还可能出现心脏病变、脑血管病变等一系列严重的健康问题。

营养小贴士

糖尿病昏迷指由糖尿病引起的以意识障碍为特征的临床综合征。

二、糖尿病老年患者的饮食原则

（一）平衡膳食，慎选主食

糖尿病老年患者应该摄入种类多样的膳食，同时做到荤素搭配。在选择主食时，应优选低 GI/GL 食物，以有效控制血糖。常见食物的 GI 和 GL 分别如表 6-3、表 6-4 所示。

表 6-3　常见食物的 GI

食物名称	GI	食物名称	GI	食物名称	GI
白面包	106	土豆泥	73	金橘	43
麦芽糖	105	西瓜	72	葡萄	43
馒头	88	胡萝卜	71	梨	36
米饭	83	菠萝	66	苹果	36
湿面条	82	葡萄干	64	牛奶	28
烙饼	80	香蕉（熟）	52	四季豆	27
红薯（煮）	77	猕猴桃	52	绿豆	27
南瓜	75	山药	51	芹菜	15
蜂蜜	73	酸奶	48	花生	14

表 6-4　常见食物的 GL（以每 100 g 食物计）

食物名称	GL	食物名称	GL	食物名称	GL
糯米饭	17.8	香蕉（熟）	8.1	绿豆	3.8
荞麦面包	16.4	粟米（煮）	7.5	梨	3.7
大米饭	16.2	方便面	7.2	四季豆	3.3
烙饼	14.7	苕粉	7.1	米线	3.2
苏打饼干	13.7	藕粉	6.9	桃	3.1
白馒头	13.3	菠萝	6.3	土豆粉条	2.7
小米（煮）	13.3	猕猴桃	6.2	脱脂牛奶	2.6
小麦面包	11.8	南瓜	5.9	蚕豆（五香）	2.5
冰激凌	11.1	胡萝卜	5.5	柚子	2.3
土豆（煮）	11	绿豆挂面	5	酸奶	2.3
汉堡包	10.7	莲子	5	樱桃	2.2
栗子	10.7	芋头（蒸）	5	李子	1.9
西瓜	9.9	豆奶	4.9	全脂牛奶	1.5
黄豆挂面	9.8	苹果	4.4	豆腐干	1.3
寿司	9.6	橙	4.4	洋葱	1.2
油条	9.4	葡萄	4.3	豆腐（冻）	0.8
玉米面粥	9.4	草莓	4.3	花生	0.4
荞麦（黄）	9	杧果	3.9	腰果	0.4

营养小贴士

GI 为血糖生成指数，指进食含 50 g 碳水化合物的食物与进食 50 g 葡萄糖，在 2～3 h 内引起体内血糖升高水平的百分比。通常把葡萄糖的血糖生成指数定为 100，GI≤55 的食物定为低 GI 食物，55 < GI < 70 的食物定为中 GI 食物，GI≥70 的食物定为高 GI 食物。

GL 为血糖负荷，指 100 g 某种食物中，可利用的碳水化合物的质量与其 GI 的乘积。一般定义 GL≤10 的食物为低 GL 食物，10 < GL < 20 的食物为中 GL 食物，GL≥20 的食物为高 GL 食物。

（二）计划餐次，清淡饮食

糖尿病老年患者应做到定时定量进餐，且尽量少食多餐。糖尿病老年患者可根据自己

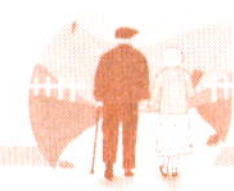

的饮食习惯和服用降糖药的时间，一天安排3～6餐，每餐摄入的能量占每天膳食总能量的比例应控制在10%左右，防止一次进食过多，加重胰腺负担，或一次进食过少，发生低血糖。

糖尿病老年患者还应清淡饮食，尽量不食用或少食用高油、高盐、辛辣、刺激性食物，且每天摄入的食用油控制在25 g以内、食用盐控制在5 g以内，合并高血压或慢性肾脏病患者每天摄入的食用盐应控制在3 g以内。

（三）控酒控糖，吃动平衡

糖尿病老年患者不宜饮酒和摄入大量添加糖。糖尿病老年患者饮酒会扰乱正常饮食和用药，导致血糖波动，易引发低血糖；摄入大量添加糖，会导致血糖水平迅速上升，易引发高血糖。

此外，糖尿病老年患者每周至少应做5次运动，其中应包括不少于2次的中身体活动水平的运动（如快走、骑车、打乒乓球、打羽毛球、游泳等），每次运动时间为30～45分钟，且应避免过度疲劳。如果身体状态良好，糖尿病老年患者最好每周做2次抗阻运动（如仰卧起坐、引体向上等），以增加糖代谢量，提高基础代谢水平。

营养小贴士

糖尿病老年患者可摄入适量非营养型甜味剂。非营养型甜味剂是一类能提供甜味，但不提供能量和人体所需营养素的甜味剂。

三、糖尿病老年患者的膳食选择

（一）宜食食物

糖尿病老年患者宜食高膳食纤维、低脂肪、低GI/GL的食物，如大麦、荞麦、韭菜、冬瓜、山楂、柠檬、鱼肉、禽肉、蛋类等。

（二）忌食食物

1. 高脂肪、高胆固醇食物

糖尿病老年患者忌食高脂肪食物和高胆固醇食物。常见的高脂肪食物及其脂肪含量如表6-5所示，常见的高胆固醇食物及其胆固醇含量如表6-6所示。

表 6-5 常见的高脂肪食物及其脂肪含量（以每 100 g 食物计）

单位：mg

食物名称	脂肪含量	食物名称	脂肪含量
黄油	98	杏仁	45.4
奶油	97	牛肉干	40
肥猪肉	88.6	北京烤鸭	38.4
松子仁	70.6	肉鸡	35.4
核桃（干）	58.8	豆腐干	35.2
南瓜子（熟）	52.8	鸡蛋黄	28.2
鸭皮	50.2	油饼	22.9
腊肉（生）	48.8	腐竹	21.7

表 6-6 常见的高胆固醇食物及其胆固醇含量（以每 100 g 食物计）

单位：mg

食物名称	胆固醇含量	食物名称	胆固醇含量	食物名称	胆固醇含量
猪脑	2 571	羊肝	349	牛肉松	169
鸡蛋黄	1 510	黄油	296	猪大排	165
猪肝	1 017	河蟹	267	奶油蛋糕	161
鹅蛋	704	鲍鱼	242	田螺	154
虾米	525	炸鸡	198	扇贝（鲜）	140
鸡肝	356	猪蹄	192	鲫鱼	130
猪腰子	354	鸭肠	187	海蟹	125

2. 高盐食物

糖尿病老年患者忌食高盐食物，如腌肉、腊肉、咸鱼、泡菜、酱菜、豆瓣酱等。

糖尿病老年患者的饮食误区

3. 精制糖食物

糖尿病老年患者忌食精制糖食物，如巧克力、蛋糕、糖浆、果酱、蜂蜜、含糖饮料等。

任务实施

糖尿病老年患者的膳食指导训练

任务描述：

某高校与当地养老院合作，开展养老服务实践活动，并安排学生为自己照护的老年人设

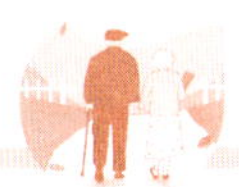

计一份营养食谱。养老服务管理专业（1）班的学生王琳负责为李奶奶设计食谱。王琳经过了解得知，李奶奶几年前被诊断患有糖尿病，由于控制得当，没有并发症，但是身体看起来特别消瘦。表 6-7 为王琳根据李奶奶的情况为其设计的一日营养食谱。

表 6-7　李奶奶的一日营养食谱

餐别	食物名称和食用量
早餐	燕麦粥（燕麦 25 g、大米 50 g）、豆浆（100 g）、鸡蛋（50 g）
午餐	杂粮饭（糯米 10 g、黑米 10 g、糙米 10 g、荞麦 10 g）、韭菜炒鸡蛋（韭菜 100 g、鸡蛋 50 g、菜籽油 5 g）、凉拌豇豆（豇豆 100 g、大蒜 10 g、菜籽油 5 g）、猪肉大葱水饺（瘦猪肉 50 g、大葱 50 g、生姜 5 g、菜籽油 5 g）、香蕉（200 g）
晚餐	鸡蛋饼（50 g）、海带牛肉汤（海带 100 g、牛里脊肉 100 g、蒜油 5 g）、凉拌黄瓜（黄瓜 100 g、菜籽油 5 g）

请问：王琳为李奶奶设计的食谱是否合适？若合适，请给出理由；若不合适，请给出调整方案。

任务要求：

（1）学生完成任务描述中的任务，并将分析结果整理成报告。

（2）教师选择几名学生，让其在课堂上分享自己的报告，其他学生进行提问或点评。

任务评价：

教师根据学生的完成情况，按表 6-8 为学生打分。

表 6-8　任务评价表

评价内容	分值	教师评分
积极、认真地参与任务实施活动	20	
能够正确回答任务描述中的问题	30	
能够给出合理的食谱调整方案	30	
能够正确回答其他学生提出的问题	20	
合计	100	

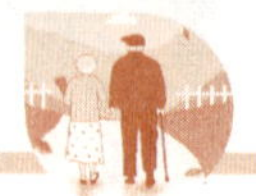

任务三　高血压老年患者膳食指导

情境导入

赵爷爷今年65岁，是一位退休后被返聘的高校教师。赵爷爷患有高血压，为了保持健康，他每天都会做一些低身体活动水平的运动。最近由于教学任务增加，赵爷爷不仅饮食不规律，活动量也减少了，而且还频繁感到头晕，去医院检查后，他被告知血压偏高。对此，医生特别强调，高血压患者平时除了接受药物治疗外，还应注意健康饮食、规律作息、适量运动。为了防止血压再次升高，赵爷爷决定在日常生活中谨遵医嘱。

思考：

（1）赵爷爷饮食时应遵循哪些原则？

（2）假如你是一名养老护理员，你会对赵爷爷提出什么饮食建议？

一、高血压的诱因和危害

（一）高血压的诱因

1. 遗传因素

有高血压家族史的人患高血压的概率比较高。

2. 超重或肥胖

身体脂肪含量、体重指数与血压水平呈正相关，超重或肥胖的人患高血压的风险高于体重正常的人。

3. 高盐饮食

摄入的盐越多，人体肾脏负担就越大，血管对升压物质的敏感性也越强，最终可能引发高血压。

4. 长期饮酒

长期过量饮酒会损伤人体肾脏，从而影响肾脏对血压的调节作用，如果不及时控制，可能引发高血压。

5. 精神紧张

长期精神过度紧张也可能引发高血压。

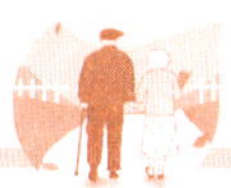

（二）高血压的危害

长期高血压会导致肾动脉狭窄或闭塞，甚至引发尿毒症；导致心脏负荷增加，甚至引发高血压性心脏病或心肌梗死；导致脑动脉粥样硬化，甚至引发脑梗死。

二、高血压老年患者的饮食原则

（一）减钠增钾，清淡饮食

高血压老年患者应采取各种措施减少钠的摄入量，尽可能将每天钠的摄入量控制在2 000 mg以内、每天食用盐的摄入量控制在5 g以内，同时增加富含钾的食物的摄入量，保证每天钾的摄入量不低于3 100 mg，以促进钠的排出，达到降低血压的目的。

此外，高血压老年患者还应保持清淡饮食，尽量少吃或不吃高脂肪食物、高胆固醇食物，适当增加富含钙、镁的食物的摄入量。

（二）合理膳食，戒烟限酒

高血压老年患者应在平衡膳食的基础上，根据自身状况，调整并优化食物种类和摄入量。例如，多吃富含膳食纤维的蔬菜、水果和谷薯类食物，尽可能使深色蔬菜的摄入量占蔬菜总摄入量的一半以上，使全谷物或杂豆的摄入量占谷薯类食物摄入量的25%～50%；适当补充蛋白质，尽可能选择奶类、鱼类、大豆及其制品等富含优质蛋白质的食物；限制摄入添加糖，尽可能少吃或不吃各种高糖糕点、含糖饮料。此外，高血压老年患者还应彻底戒烟并限制饮酒，以降低高血压的发病风险。

（三）吃动平衡，监测血压

高血压老年患者应适量进食，保证每天摄入的膳食蛋白质提供的能量占膳食总能量的12%～15%，膳食脂肪提供的能量占膳食总能量的比例不超过30%，膳食碳水化合物提供的能量占膳食总能量的55%～65%。同时，高血压老年患者每天应尽可能抽出30～60分钟做一些中身体活动水平的有氧运动，以保持适宜的体重。

此外，高血压老年患者还应定期监测血压，以确保血压在正常范围内，如果发现血压异常，应及时就医。

高血压老年患者日常注意事项

“赵大爷，您的血压是正常的，您就放心吧！”社区义诊医生对患有高血压的赵大爷说。“80 多岁了，血压还控制得这么好，有什么秘诀呀？”旁边一位大妈好奇地开始打听。“没有什么秘诀，就是常年坚持几个好习惯而已。”赵大爷谦虚地说。

1. **严格按医嘱服药**

刚患病时，赵大爷坚持服用了一段时间降压药后，觉得血压降下来了，就悄悄地把药停了，结果血压又升上去了，于是赵大爷赶紧接着服用降压药。不久，赵大爷将医生开的降压药服用完后，自己去药店买了其他更便宜的降压药，结果血压再次升高。经过两次血压失控后，赵大爷便谨遵医嘱，每天都按时按量服药。

2. **严格控制饮食**

患病前，赵大爷特别爱吃咸菜。患病后，赵大爷听从医生的建议，用菠菜、油菜等绿叶蔬菜代替之前爱吃的咸菜，并坚持少油、少盐饮食，烹调菜品时，也很少用蚝油、酱油、味精等调味品。

3. **坚持锻炼身体**

患病前，赵大爷经常在小区公园下棋或去河边钓鱼，并且一坐就是一整天。患病后，赵大爷每天都会约着邻居一起打太极拳。

三、高血压老年患者的膳食选择

（一）宜食食物

1. 谷薯类食物

高血压老年患者宜食谷类食物（如大米、小麦、玉米、小米等）和薯类食物（如红薯、山药等）。

2. 动物性食物、豆类及豆制品

高血压老年患者宜食瘦畜肉、鱼肉、虾肉、禽肉、蛋类、脱脂或低脂奶类、豆类及豆制品等富含优质蛋白质的食物。

3. 蔬菜和水果

高血压老年患者宜食富含钾的蔬菜，如菠菜、空心菜、芥蓝、苋菜、口蘑（见图 6-2）等。同时，每天还需要摄入至少一种水果。

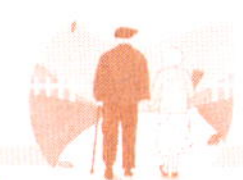

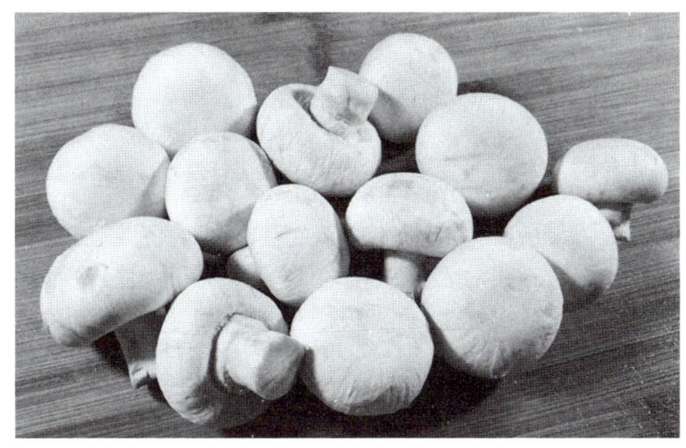

图 6-2　口蘑

4. 坚果

高血压老年患者可适量食用原味坚果，每周摄入量控制在 50～70 g，超重或肥胖高血压老年患者应适量减少摄入量。

5. 植物油

高血压老年患者宜食不同种类的富含不饱和脂肪酸的植物油，如橄榄油、菜籽油、亚麻籽油、葵花籽油等。

（二）忌食食物

高血压老年患者忌食以下食物：① 富含钠的食物（见表 6-9），如虾皮、咸鸭蛋、方便面等；② 富含饱和脂肪酸的油脂，如动物油、椰子油等。

表 6-9　常见的富含钠的食物及其钠含量（以每 100 g 食物计）

单位：mg

食物名称	钠含量	食物名称	钠含量	食物名称	钠含量
虾皮	5 058	方便面	1 144	油条	585
虾米	4 892	午餐肉	982	羊肉串（炸）	581
咸鸭蛋	2 706	酱鸭	981	油饼	573
香肠	2 309	鱿鱼（干）	965	蒜肠	562
牛肉松	1 946	酱牛肉	869	蚕豆（炸）	548
咸水鸭（熟）	1 558	炸鸡	755	松花蛋	543
腊肠	1 420	卤猪肝	675	咸面包	526
葵花籽（炒）	1 322	豆腐干	634	海参	503

任务实施

高血压老年患者的膳食指导训练

任务描述：

刘爷爷今年67岁，身体一直很好。但最近一段时间，刘爷爷总觉得头晕、疲劳。去医院检查后，刘爷爷被确诊患有高血压。经过了解，医生得知刘爷爷有长达15年的吸烟史，平时少量饮酒，喜欢吃米饭、馒头等精米、精面，而且顿顿必须有肉，尤其喜欢吃猪肉、牛肉、羊肉等畜肉，炒菜时喜欢多放油，且每天必喝一杯牛奶或豆浆，很少吃蔬菜和水果。

请问：① 导致刘爷爷患高血压的原因可能有哪些？② 刘爷爷应遵循什么样的饮食原则？③ 在日常饮食中，刘爷爷适合食用哪些食物？

任务要求：

（1）学生自由分组，每组4～6人，从中选出一名组长。

（2）小组成员共同分析并讨论任务描述中的问题，组长将分析结果整理成报告。

（3）各小组选出一人讲解本组的报告，并解答教师和其他小组提出的问题。

任务评价：

教师根据各小组的完成情况，按表6-10为各小组打分。

表6-10 任务评价表

评价内容	分值	教师评分
积极、认真地参与任务实施活动	10	
能够准确分析出导致刘爷爷患高血压的原因	20	
能够准确分析出刘爷爷应遵循的饮食原则	20	
能够准确分析出刘爷爷适合食用的食物	20	
报告内容详细、完整	10	
能够正确回答教师和其他小组提出的问题	20	
合计	100	

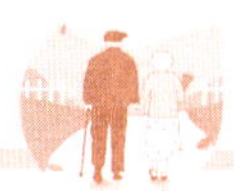

任务四　脑卒中老年患者膳食指导

情境导入

一天清晨，天气比较寒冷，李奶奶在公园散步时突然晕倒在地。在热心市民的帮助下，李奶奶被送往医院。医生经过仔细检查后发现，李奶奶意识不清、言语含糊，并且左侧肢体麻木。最终，李奶奶被确诊患脑卒中。在医生的专业治疗和家人的悉心照料下，李奶奶脱离了生命危险，准备回家疗养。出院前，医生特别提醒李奶奶回家后要做好保暖工作，同时保持营养均衡。

为了保证李奶奶在家也能获得全面的营养支持，家人特意请了一位营养师，专门为李奶奶准备每日营养餐。

思考：

（1）李奶奶患脑卒中的原因可能有哪些？

（2）营养师在为李奶奶准备营养餐时，应选择哪些食物？

一、脑卒中的诱因和危害

脑卒中又称中风，是一种严重危害人类健康和生命安全的疾病，具有发病率高、复发率高、致残率高和死亡率高的特点。

（一）脑卒中的诱因

1. 年龄增长

随着年龄的增长，老年人可能出现血管壁变薄、血管硬化的情况，最终导致血管堵塞或破裂，从而引发脑卒中。

2. 长期吸烟、饮酒

长期吸烟、饮酒不仅损害身体，还增加了患脑卒中的风险。烟草中含有多种有害物质，可以引起人体血管痉挛，使血压升高、血流变慢，进而引发脑卒中；酒精可以引起人体中枢神经兴奋，使心率加快、血压升高，导致血管破裂，进而引发脑卒中。

3. 患高血压等疾病

高血压、动脉粥样硬化、糖尿病、心脏病等疾病都可能诱发脑卒中。其中，高血压是导致脑卒中发生的主要危险因素，约80%的脑卒中患者都患有高血压。

4. 气温过低或过高

气温过低，人体血管会显著收缩，导致血压升高，进而引发脑卒中；气温过高，人体大量出汗造成体内缺水，血液黏度增大，易形成血栓，从而引发脑卒中。

（二）脑卒中的危害

脑卒中发病急、病情进展迅速，患者容易出现言语不清、吞咽困难、肢体瘫痪、认知障碍、精神抑郁等后遗症。

二、脑卒中老年患者的饮食原则

（一）平衡膳食

脑卒中老年患者应尽量食用多种多样的食物，同时注意粗细搭配、荤素搭配等，以保证充足的营养。

（二）清淡饮食

脑卒中老年患者应清淡饮食，保证每天胆固醇摄入量不超过300 mg、食用盐摄入量不超过5 g。合并高血压者每天食用盐摄入量不超过3 g。

（三）安全进食

大部分脑卒中老年患者都存在吞咽障碍，不能吞咽比较硬的食物，也容易误吸比较稀的液体食物。为了保证有吞咽障碍的脑卒中老年患者能够安全进食，应将固体食物制成泥状或糊状，以降低患者吞咽食物的难度；在较稀的液体食物中加入增稠剂，以降低患者误吸食物的概率。

（四）足量饮水

在温和的气候条件下，脑卒中老年患者应每天至少饮水1 200 mL，昏迷的脑卒中老年患者可经营养管少量多次补水。需要注意的是，脑卒中老年患者不宜喝咖啡、浓茶等饮品。

三、脑卒中老年患者的膳食选择

（一）宜食食物

1. 谷薯类食物

脑卒中老年患者应优选低糖、高膳食纤维的谷薯类食物，如荞麦、玉米面、小米、燕麦、麦麸、糙米等。

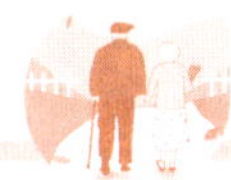

2. 动物性食物

脑卒中老年患者应优选牛里脊肉、鸽肉、鸡胸肉等低脂肪且富含高优质蛋白质的畜禽肉，鲢鱼、鲤鱼、带鱼等富含不饱和脂肪酸的水产品，低脂或脱脂牛奶、酸奶等奶类及奶制品，绿豆、黑豆、黄豆、红小豆、豆浆、豆腐等豆类及豆制品。

3. 蔬菜和水果

脑卒中老年患者宜食深色叶菜，如菠菜、油菜、空心菜、生菜等。不伴有高血糖的脑卒中老年患者每天可食用少量水果。

（二）忌食食物

脑卒中老年患者忌食以下食物：① 高油食物，如肥肉、油条、油饼等；② 高盐食物，如咸菜、咸肉、熏肉等；③ 辛辣、刺激性食物，如葱、蒜、生姜、辣椒等。

任务实施

脑卒中老年患者的膳食指导训练

任务描述：

63 岁的曹大爷因突发脑卒中被紧急送往当地一家医院，接受手术后尽管保住了性命，但由于脑部损伤严重，他出现了吞咽困难、口齿不清、左侧肢体麻木等症状。为了让曹大爷早日康复，其家人将他送到一家专业的康复医院。康复医院的康复治疗团队对曹大爷进行了全面的健康评估，并根据评估结果为其制订了个性化的康复治疗计划。

请问：假如你是该康复治疗团队中的一名营养师，你在为曹大爷准备膳食时应遵循哪些原则？应选择哪些食物？

任务要求：

（1）学生阅读案例并结合曹大爷的身体状况，分析营养师在为曹大爷准备膳食时应遵循的原则，并列举至少 10 种适合曹大爷食用的食物。

（2）教师选择几名学生，让其在课堂上分享自己的分析结果，其他学生进行提问或点评。

任务评价：

教师根据学生的完成情况，按表 6-11 为学生打分。

表 6-11　任务评价表

评价内容	分值	教师评分
积极、认真地参与任务实施活动	25	
能够准确分析出营养师在为曹大爷准备膳食时应遵循的原则	25	
能够列举出至少 10 种适合曹大爷食用的食物	25	
能够正确回答其他学生提出的问题	25	
合计	100	

任务五　高尿酸血症与痛风老年患者膳食指导

情境导入

张大爷今年 66 岁，平时喜欢吃海鲜、喝啤酒。在一次体检中，他发现自己的血尿酸含量较高，但由于没有其他症状，他也没在意，继续保持原有的饮食习惯。然而，不久后，他感觉膝关节剧烈疼痛，站立和行走都非常困难。家人赶紧将他送往医院，经过仔细检查，医生诊断出张大爷患上了痛风。对此，医生特别叮嘱张大爷，为了防止病情进一步恶化，他在接受药物治疗的同时，必须限制饮酒，保持清淡饮食，并养成良好的作息习惯。

思考：

（1）张大爷饮食时应遵循哪些原则？

（2）假如你是一名养老护理员，你会对张大爷提出什么饮食建议？

一、高尿酸血症与痛风的诱因和危害

高尿酸血症是嘌呤代谢障碍引起的代谢性疾病。痛风与嘌呤代谢紊乱或尿酸排泄减少所致的高尿酸血症直接相关。

（一）高尿酸血症与痛风的诱因

1. 遗传因素

研究表明，高尿酸血症与痛风具有一定的遗传性，当家族中存在高尿酸血症或痛风患者时，家族中其他成员患高尿酸血症或痛风的概率更大。

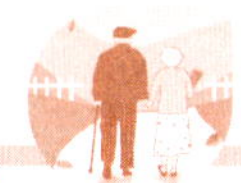

2．疾病因素

尿酸主要通过肾脏排泄，一个人若患肾炎、高血压肾病或糖尿病肾病等肾脏疾病，可导致体内尿酸水平偏高，最终引发高尿酸血症或痛风。

3．饮食因素

长期摄入高嘌呤、高蛋白、高脂肪的食物，会导致体内尿酸水平升高，进而引发高尿酸血症或痛风。

4．肥胖因素

肥胖症患者往往身体代谢能力差，不能及时将嘌呤代谢出体外，从而导致体内尿酸水平偏高，进而引发高尿酸血症或痛风。

（二）高尿酸血症与痛风的危害

高尿酸血症会导致关节和皮肤结缔组织损伤，进而引发痛风。痛风可能引发痛风性关节炎、急性尿酸盐肾病、尿路结石等疾病。

二、高尿酸血症与痛风老年患者的饮食原则

（一）食物多样，限制嘌呤

高尿酸血症与痛风老年患者应保证每天摄入不少于 12 种食物，每周摄入不少于 25 种食物，同时还要严格控制高嘌呤食物（如鸭肝、鹅肝、紫菜、黄豆芽等）的摄入。常见动物性食物的嘌呤含量和常见植物性食物的嘌呤含量如表 6-12、表 6-13 所示。

表 6-12　常见动物性食物的嘌呤含量

单位：mg/kg

食物名称	嘌呤含量	食物名称	嘌呤含量
鸭肝	3 979	基围虾	1 874
鹅肝	3 769	河蟹	1 470
鸡肝	3 170	猪肉（后臀尖）	1 378.4
猪肝	2 752.1	草鱼	1 344.4
牛肝	2 506	牛肉干	1 274
羊肝	2 278	黄花鱼	1 242.6
鸡胸肉	2 079.7	羊肉	1 090.9
扇贝	1 934.4	猪肉松	762.5

表 6-13　常见植物性食物的嘌呤含量

单位：mg/kg

食物名称	嘌呤含量	食物名称	嘌呤含量
紫菜（干）	4 153.4	南瓜子	607.6
黄豆	2 181.9	糯米	503.8
绿豆	1 957.8	山核桃	404.4
榛蘑（干）	1 859.7	普通大米	346.7
猴头菇（干）	1 776.6	香米	343.7
黑木耳（干）	1 662.1	大葱	306.5
腐竹	1 598.7	四季豆	232.5
豆皮	1 572.8	小米	200.6
红小豆	1 564.5	红薯	186.2
芸豆（红）	1 263.7	胡萝卜	132.3
内酯豆腐	1 001.1	菠萝	114.8
花生	854.8	白萝卜	109.8
腰果	713.4	柚子	83.7
豆浆	631.7	金橘	41.3

（二）蔬奶充足，限制果糖

高尿酸血症与痛风老年患者应多食用富含维生素 C、膳食纤维的新鲜蔬菜、水果，脱脂或低脂奶类及奶制品，以促进尿酸的排泄。此外，还应限制食用富含果糖的食物，以免尿酸水平升高、体重增加。

（三）足量饮水，限制饮酒

高尿酸血症与痛风老年患者在肾功能正常的情况下应定时、足量饮水，保证每天饮水（优选白开水）2 000～3 000 mL，以促进体内尿酸排泄。此外，还应限制饮酒，不喝或少喝含酒精成分的饮料，以免尿酸水平升高。

（四）清淡饮食，限制油盐

高尿酸血症与痛风老年患者应坚持清淡饮食、少油少盐，保证每天食用盐摄入量不超过 5 g，每天食用油摄入量不超过 20 g。

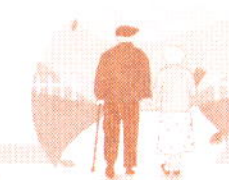

三、高尿酸血症与痛风老年患者的膳食选择

（一）宜食食物

高尿酸血症与痛风老年患者宜食低嘌呤、低脂肪、低 GI 食物，如小米、红薯、胡萝卜、白萝卜、菠萝、柚子等。

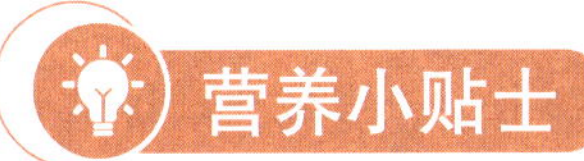

每千克食物中若嘌呤的含量小于 250 mg，则其属于低嘌呤食物；若嘌呤的含量为 250～1 500 mg，则其属于中嘌呤食物；若嘌呤的含量为 1 500～10 000 mg，则其属于高嘌呤食物。

（二）忌食食物

高尿酸血症与痛风老年患者忌食以下食物：① 高嘌呤食物，如动物内脏、浓肉汤等；② 高盐食物，如酱菜、咸水鸭、熏鱼等；③ 高果糖食物，如鲜榨果汁、果脯（见图 6-3）等。

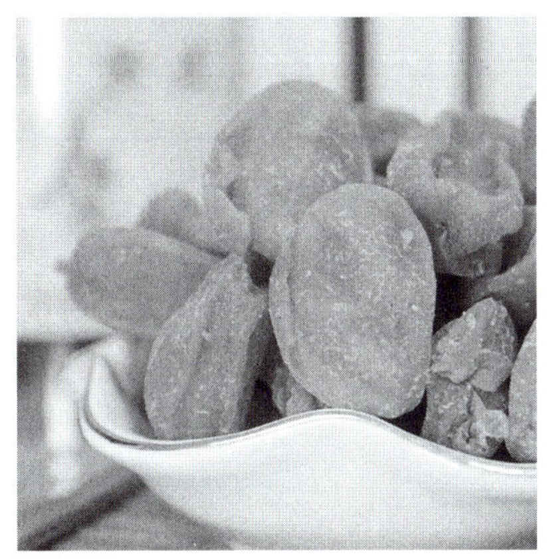

图 6-3　果脯

任务实施

高尿酸血症与痛风老年患者的膳食指导训练

任务描述：

杨伯伯今年 69 岁，退休后一直与家人同住。半年前，他被诊断患有痛风，虽然一直服用药物，并坚持低嘌呤、低脂肪、低 GI 饮食，但是血尿酸值依旧偏高。杨伯伯的子女最近由于工作繁忙，无法全身心照顾他，为避免杨伯伯的病情加重，子女为他请了一位营养师。

通过与杨伯伯沟通，营养师发现杨伯伯每天除了吃一些蔬菜和杂粮，几乎不吃其他食物。为防止杨伯伯因蛋白质摄入不足导致营养不良，营养师决定调整杨伯伯的饮食结构。

请问：① 除了蛋白质，杨伯伯可能还缺乏哪些营养素？② 为杨伯伯调整饮食结构时，营养师会着重增加或减少哪些食物？

任务要求：

（1）学生完成任务描述中的任务，并将分析结果整理成报告。

（2）教师选择几名学生，让其在课堂上分享自己的报告，其他学生进行提问或点评。

任务评价：

教师根据学生的完成情况，按表 6-14 为学生打分。

表 6-14　任务评价表

评价内容	分值	教师评分
积极、认真地参与任务实施活动	10	
能够准确分析出杨伯伯可能缺乏的营养素	30	
能够准确分析出营养师在调整杨伯伯饮食结构时，着重增加或减少的食物	30	
报告内容详细、完整	10	
能够正确回答其他学生提出的问题	20	
合计	100	

任务六　高脂血症老年患者膳食指导

情境导入

68 岁的张奶奶在买菜时突然晕倒在地，在路人的帮助下，张奶奶被及时送往医院。经过仔细检查，她被确诊患有高脂血症。得知诊断结果后，张奶奶变得焦虑不安。为了安抚张奶奶的情绪，医生劝解张奶奶，在病情不严重的情况下，张奶奶只要按照医嘱服药，及时调整饮食结构，血脂就可以得到很好的控制。听完医生的话，张奶奶终于松了一口气。

回到家后，张奶奶的子女还特意为张奶奶请了一位营养师，专门为张奶奶准备适合其食用的膳食。

思考：

营养师在为张奶奶准备营养餐时，应选择哪些食物？

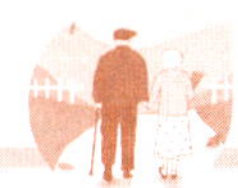

一、高脂血症的诱因和危害

（一）高脂血症的诱因

1. 遗传因素

研究表明，高脂血症具有明显的家族聚集性，如果家族中有高脂血症患者，那么其他家庭成员患病的风险也会相应增加。

2. 年龄增长

随着年龄的增长，人体基础代谢水平下降，血脂代谢变慢，从而引发高脂血症。

3. 高热量饮食

长期摄入过多高热量食物，将导致脂类在血液中逐渐积累，血液黏稠度增加，最终引发高脂血症。

4. 过度饮酒

酒精会干扰脂质的正常代谢，长期过度饮酒会导致血脂升高，最终引发高脂血症。

5. 缺乏运动

长期缺乏运动会使血管中脂类沉积，导致血脂升高，从而引发高脂血症。

6. 药物因素

某些降压药物、激素类药物等会干扰脂类的正常代谢，导致血脂升高，从而引发高脂血症。

7. 疾病因素

糖尿病、甲状腺功能减退症等疾病会影响脂类的分解和排出，导致血脂升高，从而引发高脂血症。

（二）高脂血症的危害

高脂血症若长期得不到控制，可引发多种严重并发症，如动脉粥样硬化、冠心病、高血压、脑卒中等疾病。

二、高脂血症老年患者的饮食原则

（一）选好脂肪来源，控制脂肪总量

高脂血症老年患者应适当增加不饱和脂肪酸的摄入量，控制饱和脂肪酸、胆固醇和反式脂肪酸的摄入量，同时还应控制摄入的脂肪总量，使每天摄入的膳食脂肪提供的能量占膳食总能量的20%～25%。

调控血脂，“食”关重大

（二）增加膳食纤维的摄入

高脂血症老年患者应多摄入富含膳食纤维的食物，保证每天新鲜蔬菜的摄入量不低于500 g（深色蔬菜占一半）、新鲜水果的摄入量为200～350 g。

（三）控制盐和糖的摄入

高脂血症老年患者应控制食用盐和糖的摄入量，保证每天摄入的食用盐不超过5 g，每天摄入的添加糖所提供的能量占膳食总能量的比例不超过10%。

三、高脂血症老年患者的膳食选择

（一）宜食食物

高脂血症老年患者宜食以下食物：① 富含膳食纤维的食物，如糙米、玉米、藜麦（见图6-4）、红薯、紫薯等；② 低脂肪、高蛋白食物，如鱼、虾、去皮禽肉、鸡蛋、鸭蛋、脱脂或低脂牛奶等；③ 富含维生素和矿物质的食物，如新鲜蔬菜、水果等。

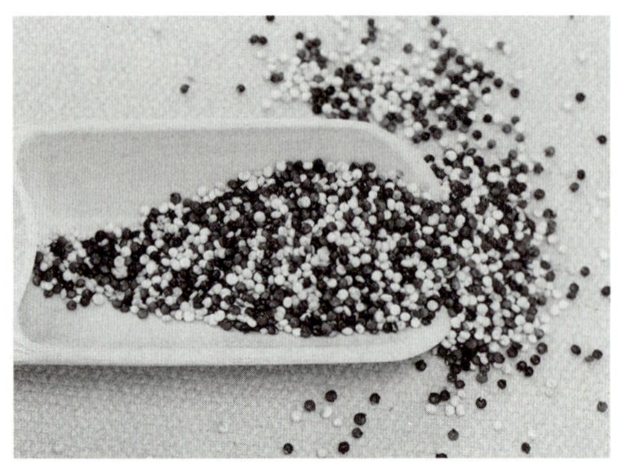

图6-4　藜麦

（二）忌食食物

高脂血症老年患者忌食以下食物：① 高脂肪食物，如油条、油饼、油豆皮、豆腐泡、肥肉等；② 高糖食物，如高糖糕点、冰激凌、糖果等；③ 高盐食物，如咸肉、咸菜等。

任务实施

高脂血症老年患者的膳食指导训练

任务描述：

吴爷爷今年66岁，身高172 cm，退休前应酬较多，烟酒不断。吴爷爷还特别爱吃肉，

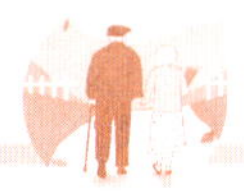

不管是卤肉、酱肉、腊肉，还是浓油赤酱的红烧肉，他都喜欢吃。但是，吴爷爷不爱运动，体重一直在 80 kg 左右。一个星期前，吴爷爷因高血压发作住院，住院后还查出了高脂血症。

请问：① 吴爷爷患高脂血症的原因有哪些？② 为了防止病情恶化，吴爷爷在日常饮食中，应选择哪些食物？

任务要求：

（1）学生完成任务描述中的任务，并将分析结果整理成报告。

（2）教师选择几名学生，让其在课堂上分享自己的报告，其他学生进行提问或点评。

任务评价：

教师根据学生的完成情况，按表 6-15 为学生打分。

表 6-15　任务评价表

评价内容	分值	教师评分
积极、认真地参与任务实施活动	20	
能够准确分析出吴爷爷患高脂血症的原因	20	
能够准确分析出吴爷爷在日常饮食中应选择的食物	30	
报告内容详细、完整	10	
能够正确回答其他学生提出的问题	20	
合计	100	

孝亲敬老

老年人慢性病如何管理

2023 年 8 月 31 日上午，瀛南村联合区卫生健康委开展党建联建健康义诊活动，十多名来自中医科、心内科、神经内科、呼吸内科、内分泌科等多个科室的临床医学专家免费为村里的老年人诊断疾病，提供健康咨询服务。

在活动现场，前来就诊的老年人络绎不绝。专家不仅为老年人测量血糖和血压，还根据老年人的身体状况为其提供诊疗建议。“阿姨，您的血糖偏高，要尽量少吃高糖、高脂肪的食物。”“您的 B 超显示没有问题，回家注意休息，适当锻炼，继续保持。”“叔叔，年龄大的人容易患上骨质疏松症，您应该多吃点鸡蛋、多喝点牛奶，还要加强锻炼。”

周阿婆有高血压病史，平时一直吃降压药，自认为血压控制得很好，但测量血压后发现自己的血压仍然偏高。对此，专家详细了解了周阿婆的既往病史、身体状况和目前用药情况，并给予调整用药建议和日常健康指导。听完专家的建议，周阿婆说：“我年纪大了，去趟医院不容易，义诊让我在家门口就能看病，特别好。”本次义诊活动持续了两个多小时，共有300余名老年人受益。

瀛南村党总支书记向记者介绍，村里老年人居多，村两委班子成员在走访及村各类会议中，了解到老年人在慢性病自我健康管理等方面有强烈的需求，期望有医生能够给予专业的解答。为此，村里搭建了村民“家门口”的健康咨询平台，开展了多次健康服务活动，以实际行动把健康送到老年人身边，切实增强老年人的获得感和幸福感。

（资料来源：朱怡婷，《老年人如何保健、慢性病如何管理？医生来到崇明人“家门口”解答！》，“上海崇明”微信公众号，2023年9月1日）

学习成果自测

1. 填空题

（1）骨质疏松症的诱因有__________、__________、__________、__________和__________。

（2）骨质疏松症患者常出现__________、__________、__________等症状。

（3）糖尿病的诱因有__________、__________、__________、__________、__________和__________。

（4）糖尿病老年患者应做到定时定量进餐，且尽量少食多餐，一般情况下，一天可安排__________。

（5）高血压老年患者的饮食原则包括________________；________________；________________。

（6）脑卒中的诱因有__________、__________、__________和__________。

（7）高尿酸血症与痛风老年患者在肾功能正常的情况下应定时、足量饮水，保证每天饮水________mL。

2. 选择题

（1）骨质疏松症老年患者宜饮用白开水和（　　）补充水分。

A. 淡茶水　　B. 奶茶

C. 碳酸饮料　　D. 黑咖啡

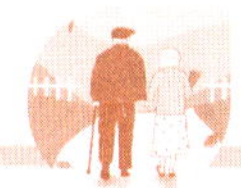

（2）下列选项中，（　　）适合糖尿病老年患者食用。

A．黄油　　B．猪脑

C．鸡蛋黄　　D．荞麦

（3）高血压老年患者应尽可能将每天钠的摄入量控制在（　　）mg 以内。

A．2 500　　B．3 000

C．2 000　　D．3 500

（4）在温和的气候条件下，脑卒中老年患者应每天至少饮水（　　）mL。

A．1 500　　B．1 800

C．1 200　　D．2 000

（5）高尿酸血症与痛风老年患者不宜食用（　　）。

A．小米　　B．浓肉汤

C．红薯　　D．胡萝卜

（6）下列选项中，（　　）适合高脂血症老年患者食用。

A．玉米　　B．油饼

C．豆腐泡　　D．咸鸭蛋

3．简答题

（1）简述高血压的诱因和危害。

（2）简述脑卒中老年患者的饮食原则。

（3）简述高脂血症老年患者的饮食原则。

学习成果评价

请进行学习成果评价，并将评价结果填入表 6-16 中。

表 6-16　学习成果评价表

班级		姓名		学号	
项目名称	慢性病老年患者的膳食指导				
评价项目	评价内容			满分	评分
理论知识（50%）	骨质疏松症、糖尿病、高血压、脑卒中、高尿酸血症与痛风、高脂血症的诱因和危害			20	
	骨质疏松症、糖尿病、高血压、脑卒中、高尿酸血症与痛风、高脂血症的饮食原则和膳食选择			30	
实践技能（30%）	能够准确分析出骨质疏松症、糖尿病、高血压、脑卒中、高尿酸血症与痛风、高脂血症的诱因和危害			10	
	能够为骨质疏松症、糖尿病、高血压、脑卒中、高尿酸血症与痛风、高脂血症老年患者选择合理膳食			20	
综合素养（20%）	积极参加学习活动，善于沟通协作			5	
	具备独立思考和解决问题的能力			5	
	传承中华传统美德，在生活中主动关爱、帮助老年人			5	
	对养老护理行业充满热情和责任感			5	
合计				100	
自我评价					
教师评价					

参考文献

[1] 中国营养学会. 中国居民膳食指南（2022）[M]. 北京：人民卫生出版社，2022.

[2] 臧少敏. 老年营养与膳食保健 [M]. 2版. 北京：北京大学出版社，2022.

[3] 李晓彬，任艳萍. 老年营养与膳食指导 [M]. 成都：西南交通大学出版社，2020.

[4] 桑建，杨辉. 老年人营养膳食与搭配 [M]. 北京：科学出版社，2021.

[5] 臧少敏，隋海涛，石金武. 老年人营养与膳食 [M]. 2版. 北京：中国人民大学出版社，2023.

[6] 胡雯. 社区适老营养技能培训 [M]. 北京：人民卫生出版社，2021.

[7] 苏晗，白柳，金莉. 老年营养护理 [M]. 武汉：华中科技大学出版社，2020.

[8] 中国营养学会. 中国居民膳食营养素参考摄入量（2023版）[M]. 北京：人民卫生出版社，2023.